Die Hypnose und die Hypno-Narkose

Adolf Albrecht Friedländer war ein österreichischer Psychiater, der sich durch zahlreiche Arbeiten auf dem Gebiet der inneren Medizin, der Neurologie, der Psychiatrie und der Psychologie den Ruf eines bedeutenden Gelehrten verschaffte.

Über das Buch:

Die Hypnose ist ein auf künstlichem Weg herbeigeführter Schlafzustand. Einen solchen kann man auch durch Medikamente erzeugen. Gelingt es ohne Medikamente, hat das gewisse Vorteile für den Patienten. Der durch Hypnose bewirkte Schlaf unterscheidet sich vor allem dadurch, dass an Stelle der chemischen Ursache eine von Mensch zu Mensch wirkende gesetzt wird, welche sich als Suggestion entfaltet und somit für positive Eingebungen und Beeinflussungen zugänglich ist.

Die vorliegende Arbeit stellt einen Ausschnitt der psychotherapeutischen Arbeit des Autors dar und behandelt die Hypnose in ihrer Anwendung. Dem Zweck entsprechend hat der Autor alles vermieden, was seine Ausführungen unnötig belasten könnte. Dabei geht er nicht darauf ein, was über Hypnose, für und gegen sie, geschrieben wurde; er beschränkt sich auf das, was er selbst erprobt hat und wie sie technisch richtig anzuwenden ist.

Es ist ein äußerst nützliches Instrument für alle, die im medizinischen Bereich tätig sind.

DIE HYPNOSE

UND DIE

HYPNO-NARKOSE.

FÜR MEDIZIN-STUDIERENDE,
PRAKTISCHE UND FACHÄRZTE.

MIT EINEM ANHANG:

DIE STELLUNG DER MEDIZINISCHEN PSYCHOLOGIE (PSYCHOTHERAPIE) IN DER MEDIZIN.

VON

PROF. DR. A. A. FRIEDLÄNDER
FREIBURG (BREISGAU).

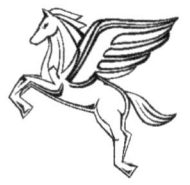

DIE BLAUE EDITION BD. 8

UNVERÄNDERTER NACHDRUCK VON 1920.

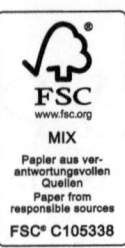

Bibliografische Information der Deutschen Nationalbibliothek:
Die Deutsche Nationalbibliothek verzeichnet diese Publikation in der
Deutschen Nationalbibliografie; detaillierte bibliografische Daten
sind im Internet über dnb.dnb.de abrufbar

© 2021 Adolf Albrecht Friedländer

Herstellung und Verlag: BoD – Books on Demand, Norderstedt

ISBN: 978-3-7557-2782-8

Vorwort.

Mehr als 20 Jahre bedeuten für die Entwicklung eines Einzelnen eine nicht kleine Zeitspanne.

Ist diese in der Hauptsache der Beobachtung von Nervenkranken und dem Studium der Behandlungsarten und -möglichkeiten gewidmet worden, so ist ersichtlich, daß den aus vielseitigen, nicht nur sehr zahlreichen Krankheitsfällen gezogenen Schlüssen Beachtung geschenkt werden muß, falls jene objektiv und kritisch gezogen wurden.

Ob mir dies gelungen, darüber kann ich nicht entscheiden. Die vorliegende Arbeit stellt einen Ausschnitt meiner psychotherapeutischen Wirksamkeit dar und behandelt hauptsächlich die Hypnose.

Die anderen Arten seelischer Beeinflussung sollen später zur Darstellung gelangen.

Ich wende mich an die Chirurgen (Gynäkologen usw.), an die praktischen Ärzte, an die Studenten der Medizin.

Die Bedeutung des Psychischen, Psychogenen muß mehr als bisher gewürdigt und als Brücke zwischen den verschiedenen medizinischen Fächern in differentialdiagnostischer und therapeutischer Beziehung benützt werden.

Zahlreiche Anfragen bezüglich der Wirkungsweise und Technik der Hypnose aus Kreisen der Kollegen, welche sich in der zerstreuten Literatur nicht zu unterrichten vermögen, veranlaßten mich, zunächst die Hypnose abzuhandeln.

Dem Zwecke entsprechend habe ich alles vermieden, was die Ausführungen unnötig belasten konnte. Also alle Angaben über Literatur, die allein ein dickes Buch geben würden.

Ich wollte nicht eingehend auf das verweisen, was über Hypnose, für und gegen sie, geschrieben wurde; ich will das wiedergeben, was ich selbst erprobt habe.

Der Neurologe wird — vielleicht mit Ausnahme des Abschnittes über die Hypno-Narkose — nichts Neues erfahren.

Der praktische Arzt aber wird — soweit dies durch theoretische Ausführungen möglich ist — aus ihnen lernen können:

1. ob er geeignet ist, sich die Kunst der hypnotischen Behandlung zu erwerben;

2. wie die Hypnose technisch richtig anzuwenden ist.

Wiederum habe ich dem Bestreben nach Kürze zuliebe die zahlreichen von Anderen ausgebildeten Arten und Abarten der hypnotischen Technik nicht beschrieben und mich auf die Wiedergabe derjenigen beschränkt, welche sich mir als gut erwiesen hat.

Wer sich über die Psychologie der Hypnose, über ihren Wirkungsbereich eingehend unterrichten will, der darf nicht glauben, daß meine Arbeit ihn des Studiums der großen Abhandlungen enthebt. Ich hoffe vielmehr, daß er angeregt wird, sie möglichst vollständig kennen zu lernen.

Gerne hätte ich auch den allgemeinen Teil weggelassen. Allein ich wende mich an junge, neurologisch unerfahrene, an ältere, psychotherapeutisch noch nicht unterrichtete Kollegen. Diese haben wohl den Wunsch, etwas von der Geschichte der Hypnose kennen zu lernen.

Ist es doch gerade die Hypnose, welche jedem »vertraut« zu sein scheint.

Über welche jeder Laie etwas »gehört« hat und nur wenige etwas wissen.

Welche — wie manche Märchen unseren Kindern — vielen zugleich heimisch und unheimlich ist.

Einen der feinsten Aussprüche (obwohl nicht mit Beziehung auf die Hypnose) tat Bagehot (The English constitution. London 1872. S. 8): »Dasjenige, was in seinen Ansprüchen geheimnisvoll, in der Art seiner Tätigkeit undurchsichtig ist, dasjenige, was verborgen und doch sich offenbarend ... anscheinend greifbar und doch gerne mehr als greifbar in seinen Folgen, dieses, wie sehr seine Formen sich auch ändern oder wie immer wir es bestimmen und beschreiben mögen, ist es und ist es allein, was der Masse der Menschen heimisch vorkommt.«

Für diejenigen, welche sich der Mühe unterziehen, auch ein Vorwort zu lesen, mehr noch für diejenigen, welche nur ein Vorwort lesen, mache ich zu dem Abschnitte über die Hypno-Narkose eine Anmerkung, um sie über drei Arbeiten zu unterrichten, in denen gleichfalls die Hypno-Narkose (dort Suggestivnarkose genannt) behandelt wird.

Die eine von Bonne (Deutsche med. Wochenschrift, 30. I. 1919) die andere von Gückel (Münch. med. Wochenschrift, 29. VIII. 1919, S. 1001) habe ich in einer Mitteilung (Münch. med. Wochenschrift, 17. X. 1919) besprochen und auf meine in das Jahr 1905 zurückreichenden Beobachtungen verwiesen. Die dritte (Speer, Der praktische Nutzen der Suggestiv-Narkose. Münch. med. Wochenschrift, 17. X. 1919, S. 1199) veranlaßt mich zu der Feststellung, daß die von Speer wiedergegebenen praktischen Erfolge den Wert der Hypno-Narkose erweisen, daß seine allgemeinen Bemerkungen, besonders die deutliche: »Die Praxis schießt eben nicht mit Kanonen nach Spatzen« (?) (Speer meint damit die zeitraubenden Vorbereitungen und anderes), meine Anschauungen über den Wert der Hypno-Narkose nicht zu beeinflussen vermögen. Wenn es nur gelingt, die Gefahren der Narkose, das Exzitationsstadium und die postnarkotische Übelkeit auszuschalten; die heute leider kostbar gewordenen Betäubungsmittel wesentlich einzuschränken, dann werden »eben« nicht Spatzen mit Kanonen beschossen, dann ist schon dadurch der Wert der Hypno-Narkose umschrieben und festgestellt.

Speer kennt doch wohl genügend die Bedeutung der Psychotherapie, welche wir gerade vor der Operation zur Auswirkung gelangen lassen sollen.

Aber er unterschätzt sie offenbar.

Daß die Hypno-Narkose gelingt, wenn sie richtig angewendet wird, glaube ich nachgewiesen zu haben.

Sehr zutreffend ist die Ansicht Speers, daß eine Vorbereitung des zu Operierenden notwendig ist.

Dürfte dieser Umstand von der Anwendung der Hypno-Narkose zunächst viele, ich fürchte, sehr viele, abschrecken, so wird die zunehmende Erfahrung für die Methode arbeiten und die Anhängerschaft mehren. Dies kann, je nach dem genius (conservativus) loci, verschieden lange dauern.

Speer hofft, »daß die Hypnose in absehbarer Zeit (selbst das bezweifle ich) in dem ihr zukommenden Umfang als praktisch völlig gleichwertiges Schmerzausschaltungsmittel ihren Platz gewinnen wird neben Narkose und Lokalanästhesie«. Wenn er dieser Ansicht ist, warum unterläßt er die Forderung als selbstverständliche Folgerung: Erst Hypno-Narkose und nur in den (seltenen) Fällen, da die Hypnose mißlingt oder äußerer Gründe wegen nicht angewendet werden kann, Narkose oder Lokalanästhesie?

Es ist immerhin hoch erfreulich, daß in einem Jahre drei Ärzte über die Heranziehung der Hypnose zu anderen als unmittelbaren Behandlungszwecken berichteten, nachdem unsere früheren, bis zu Jahrzehnten zurückliegenden Anregungen bzw. Erfahrungen unbeachtet geblieben sind.

Dies erlaubt die Annahme, daß die Lehre von der Hypnose und Suggestion in richtig verstandener Weise mehr und mehr Gemeingut derer wird — die sie angeht, und daß sie ausscheidet aus dem Gesichtskreis jener laienhaften Beurteiler und Verurteiler, für welche das Weber-Demokritwort als solches wie auch in seiner Umkehrung gilt: Das Wunderbare ist das Natürliche — des unbelehrten Verstandes.

Freiburg im Breisgau 1920.

A. A. Friedländer.

Inhaltsverzeichnis.

Anhang.

Die Stellung der Psychotherapie in der Medizin.

Einleitung.

Die Hypnose ist ein auf künstlichem Wege herbeigeführter Schlafzustand.

Einen solchen erzeugen wir auch durch Medikamente. Der durch letztere bewirkte Schlaf unterscheidet sich von dem hypnotischen vor allem dadurch, daß an Stelle der chemischen Ursache eine von Mensch zu Mensch wirkende gesetzt wird, welche sich als Suggestion entfaltet.

Suggestion heißt: Eingebung, Beeinflussung.

Wundts Begriffsbestimmung (Hypnotismus und Suggestion, Verlag W. Engelmann, Leipzig, 1892) lautet:

»Suggestion ist Assoziation mit gleichzeitiger Verengerung des Bewußtseins auf die durch die Assoziation angeregten Vorstellungen.«

Wenn dieser Satz durchdacht und mit unseren Ausführungen zusammengefaßt, zur Grundlage der auf die Hypnose anzuwendenden Überlegungen gemacht wird, dürften sich dem Verständnisse auch des auf diesem Gebiete Unerfahrenen keine besonderen Schwierigkeiten bezüglich der Deutung der hypnotischen Erscheinungen entgegenstellen.

Wundts Erklärung mag nicht erschöpfend sein. Ich kann mich aber den gegen sie erhobenen Einwänden nicht anschließen, glaube vielmehr, daß sie das Wesentliche zutreffend umschreibt.

Die Hypnose ist ein Vorgang und ein Zustand.

Als Vorgang: Die Hypnose — in ihrer reinen, nur ärztlichen Zwecken dienlichen Form — anwenden bedeutet: Mit Hilfe von Eingebungen eine Einengung des Bewußtseins herbeiführen, in der Absicht, dieses eingeengte Bewußtsein für bestimmte (heilende, oder — im allgemeinen — günstig beeinflussende) Vorstellungen empfänglich zu machen.

Als Zustand: In Hypnose sein bedeutet: sich in einem auf suggestivem Wege herbeigeführten Schlafzustande befinden (in welchem man für die eingegebenen Vorstellungen empfänglich ist).

Es gibt nun aber »Augenblicks-(Faszinations-«)Hypnosen. Pathologische Autohypnosen, welche mit dem Schlafe keine, oder nur sehr geringe Ähnlichkeit haben.

Unsere Erklärungen sind also theoretisch nicht einwandfrei, aber für die folgenden praktischen Ausführungen genügend.

Kurze Bemerkungen zur Geschichte der Hypnose.

(Eine sehr schöne, ausführlichere Übersicht bietet u. a. Hirschlaff, Hypnotismus und Suggestionstherapie. Verlag J. A. Barth, Leipzig, 1919, II. Aufl.)

Die Hypnose ist erblich sehr schlimm belastet. Dies ist einer der Gründe dafür, daß sie auch heute noch weder allgemein bekannt noch anerkannt ist.

Über ihre Erscheinungen waren offenbar einzelne Naturkundige aller Völker und Zeiten unterrichtet.

Schon aus dieser Tatsache hätte — trotz zuzugebender Berechtigung für Vorsicht und Mißtrauen — der Schluß gezogen werden müssen oder sollen, daß eine Beschäftigung mit der Hypnose sich lohnen könnte und schon aus wissenschaftlichen Gründen geboten sei.

Aus dem engen Rahmen der wenigen um sie »Wissenden« hervortretend, wurde die Hypnose zu einer leidenschaftlich bewegten Streitfrage durch die »Entdeckung« des tierischen Magnetismus, durch die »Wundertaten« eines Mesmer, Santanelli, Paracelsus, Cagliostro u. v. a.

An eine wissenschaftliche, nüchterne, affektlose Prüfung trat Braid heran und legte seine gewonnenen Erfahrungen 1843 in einer Abhandlung nieder, welche nunmehr Ärzten erlaubte, sich mit der Hypnose zu befassen, ohne ihren Ruf allzusehr in Gefahr zu bringen.

Zu einer Zeit, da die Franzosen den von Braid gezeigten Wegen folgend, zum Teil neue findend, die psychologischen Grundlagen der Hypnose bahnten, indem sie (als Erster Liébault, dem die Autorität des Professors Bernheim zur offiziellen Anerkennung verhelfen mußte) als solche die Suggestion erkannten.

Zu einer Zeit, da Wetterstrand und van Renterghem ihre bedeutsamen Erfolge beschrieben, verhielten sich die deutschen Ärzte in ihrer Mehrzahl zweifelnd oder schroff ablehnend, woran auch die zunehmende Mitarbeit und schöpferische Forschung einzelner hervorragender Psychotherapeuten Deutschlands nicht viel zu ändern vermochte.

Hierbei zeigte sich eine in der Geschichte aller Wissenschaften (vielleicht mit Ausnahme der Mathematik) wiederkehrende, das Forschen und die Entwicklung stark hemmende Tatsache: Störung des

wissenschaftlichen Fortschritts durch das Nachbeten falscher Anschauungen.

In Frankreich wurde die Hypnose als eine Art Hysterie (Char-
cot), in Deutschland sogar als eine künstlich erzeugte Psychose
bezeichnet (Mendel).

Diese autoritativen Aussprüche wurden für Jahrzehnte zu einem
Bremsklotz. Wurden Schlagworte und Veranlassung, daß viele
Kliniker die Hypnose verwarfen, die ärztlichen Hypnotiseure besten-
falls als gutgläubige Opfer ihrer sie beschwindelnden Kranken gelten
ließen, ohne sich der Mühe eigener Versuche und Prüfung der ver-
öffentlichten Ergebnisse zu unterziehen.

Noch heute gibt es Gegner der Hypnose, welche von ihr
nicht mehr wissen, als daß sie »künstlich hervorgerufene Hysterie« sei.

Wenn Wundt (siehe oben) dagegen Verwahrung einlegt, »daß
nur derjenige, der das Hypnotisieren sozusagen berufsmäßig treibt,
auch über die Psychologie der hypnotischen Zustände ein Urteil
habe«, so ist dies für den (Experimental-)Psychologen vielleicht
richtig.

Seine kritische Stellungnahme hinderte ihn aber nicht, den
Hypnotismus als »ein Gebiet von Erscheinungen« anzuerkennen,
»deren Deutung zwar noch sehr unsicher ist, deren Tatsächlichkeit
aber, von gewissen Einzelheiten abgesehen, ebensowenig mehr bestritten werden kann wie die Existenz des Traumes oder des Nacht-
wandelns«.

Wundt verweist mit Recht die praktische Beschäftigung mit
dem Hypnotismus in das Krankenzimmer. Aus diesem aber, aus
den Krankenhäusern und Kliniken blieb er, von Ausnahmen abgesehen, verbannt.

Ich möchte vergleichsweise auf die Entdeckung der Röntgen-
strahlen hinweisen, ohne damit über die verhältnismäßige Bedeutung
dieser und der hypnotischen Suggestion etwas sagen zu wollen.
Beiden ist gemeinsam: etwas zunächst Wunderbares, Unerklärliches.
Kein ernster Forscher zweifelte aber die Eigenart der Röntgen-
strahlen an, keiner leugnete und beurteilte sie, ohne sich mit ihnen
beschäftigt zu haben.

Für die Ablehnung der Hypnose müssen somit bestimmte, in
ihr liegende Gründe maßgebend gewesen sein.

Dies ist in der Tat so. Nur haben sie unmittelbar mit der
Hypnose nichts zu tun.

Sie finden ihre Erklärung wiederum in der Geschichte der Hyp-

nose, in und durch die Art, wie sie angewendet wurde und zum
Teil noch angewendet wird.

Magneto-Metallotherapie, Spiritismus, Okkultismus, Telepathie
gingen mit dem Hypnotismus eine für letztere unheilvolle Verbindung
ein. Niemals wird er die ihm an sich zukommende Stellung in
Wissenschaft und Praxis einnehmen, wenn nicht alle seine Anhänger eine unverrückbare Scheidung zwischen ihm und den Ge-
heimwissenschaften vornehmen.

Es steht jedem frei zu glauben was er will.

Er kann davon überzeugt sein, daß es »neben der großen Welt
mit ihren ewig unabänderlichen Gesetzen noch eine kleine Welt
gibt, eine Welt der Huzelmännchen und Klopfgeister« (Wundt l. c.).

Versucht er aber seinen Glauben als Wissen hinzustellen, gibt
er auch nur die Möglichkeit einer Verbindung von den festgestellten
hypnotischen Erscheinungstatsachen mit Okkultismus oder Spiritismus zu, so muß er sich auf scharfe Ablehnung bei jenen gefaßt
machen, welche für die Aufhebung von Naturgesetzen andere Nachweise verlangen, als sie von den bisher zitierten Geistern geliefert
wurden.

Es gibt für die den (meisten?) Menschen innewohnende Sehn-
sucht nach Enträtselung der »anderen« Welt keinen schlagenderen
Beweis, als daß die Entlarvungen der bekanntesten Spiritisten nicht
nur keinen dauernden Eindruck machten, sondern die Anhänger der
Geisterbeschwörer und -seher heutigen Tages größer zu sein scheint
als jemals zuvor. (Ich erinnere als Beitrag zur Massenpsychologie
der Gebildeten an die Tischrück-Epidemie in Amerika!)

Die deutschen ärztlichen Hypnotiseure der früheren Zeit haben,
von wenigen abgesehen, den Spiritismus mit der Hypnose niemals
in Verbindung gebracht. Sie sind aber gegenteiligen Bestrebungen
nicht oder nicht mit der erforderlichen Bestimmtheit entgegengetreten,
oder sie haben (wie Wetterstrand mit der Annahme eines »eigenartigen« Rapports) die Lehre von der Hypnose mit Geheimnissen
erfüllt, sie verdunkelt, statt sie aufzuhellen.

Für die bekannten deutschen Hypnotiseure der letzten Jahrzehnte kam bei der durch sie streng wissenschaftlich ausgebauten
Theorie der Hypnose eine Berücksichtigung des Spiritismus auch
nur in der Weise, ihn zu bekämpfen, naturgemäß überhaupt nicht
mehr in Frage.

Was aber nicht hindert, die Sünden der Vergangenheit immer
wieder und noch der Gegenwart anzuheften.

Die von manchen übereifrigen und kritiklosen Vertretern des

Hypnotismus begangenen Irrtümer und Übertreibungen waren seiner Ausbreitung ebenfalls hinderlich und erschwerten gerade den scharf und nüchtern prüfenden Gegnern eine Zurücknahme ihrer Urteile, auch wenn es nicht nur Vorurteile waren.

Endlich kam hinzu, daß hypnotische Schaustellungen, Vorführungen, bei welchen es sich meist nicht um echte Hypnose handelte, Vorder- und Hintertreppenromane (Dumas: Doktor Balsamo, Trilby), die Hypnose mit einer Atmosphäre umgaben, welche mehr Dünste und Nebel als Klarheit und Licht aufwies, so daß die Beschäftigung mit ihr die Überwindung der gekennzeichneten Hemmungen und Widerstände verlangte.

Wie und daß dies gelingt: Daß es mit großem Erfolge und Nutzen für Wissen und Erkennen gelingen kann, dafür sind B r a i d und B e r n h e i m Beispiele, welche den Erscheinungen der Hypnose völlig ablehnend gegenüberstanden und erst im Verlaufe ihrer eingehenden Studien zu ihrer Anerkennung gelangten.

Eine sachgemäße Würdigung des Hypnotismus ist nur möglich, wenn die Anschauungen der C h a r c o t schen Schule überwunden werden, welche dadurch eine so folgenschwere Verwirrung herbeigeführt haben, daß sie auf Grund gewisser Übereinstimmungen zwischen hysterischen und hypnotischen Zustandsbildern die Hysterie und Hypnose als ähnliche oder wesensgleiche Vorgänge aufgefaßt haben.

Wohl kann bei besonders (fast stets k r a n k h a f t) Veranlagten durch e i n e Hypnose infolge einer vorhandenen (krankhaft gesteigerten) Suggestibilität tiefer Schlaf, Somnambulismus, Katalepsie ausgelöst werden.

Diese Ausnahmsfälle wurden aber verallgemeinert und der Anlaß zur Gleichstellung von »grande Hysterie«, und folgerichtig zur Warnung vor der Anwendung der Hypnose.

Die in der Pariser Klinik (Salpêtrière) gezeigten Erscheinungen der großen Anfälle, des Spontan-Somnambulismus waren zum großen Teil Kunstprodukte, Ergebnisse der Nachahmung, der Dressur, der Vorführung und der auf die Hysterischen wirkenden Reize. Diese Kranken wußten, daß etwas von ihnen erwartet werde und — sie enttäuschten nicht.

Die damals und auch später wiederholt beschriebenen großen (die klassischen!) Anfälle sahen wir Neurologen in den Friedensjahren überaus selten. (Ich beobachtete innerhalb vielen Jahren noch nicht ein Dutzend.) Im Kriege traten sie unter gewissen Bedingungen in einer Abteilung über Nacht epidemisch auf.

Aus dem folgenden Beispiel ist zu ersehen, wie der Affekt und unbewußte Theatralik wirken können.

(Für die Überlassung der Krankengeschichte bin ich Herrn Geheimrat Binswanger zu besonderem Danke verpflichtet.)

In die Jenenser Klinik wurde (1897) ein 13jähriges Mädchen aufgenommen, welches den Vater der Blutschande geziehen hatte. Die Angaben, wie der Vater die zu enge Vagina künstlich ausgeweitet, wie es mit sich gekämpft habe, ob es sprechen oder schweigen solle, bis es sich, da es in anderen Umständen sei, entschloß, alles zu enthüllen, wurden von diesem Kinde so eingehend und klar gemacht, daß die Behörde verständigt und Beobachtung des Mädchens angeordnet wurde.

Die Untersuchung ergab auffallende Frühreife, Andeutung von Hermaphroditismus bei virgineller Unversehrtheit.

In der Klinik traten die schwersten hysterischen Krämpfe auf. Die Kranke krümmte den Körper zu einem Kreisbogen derart, daß nur die Fersen und der Hinterhaupthöcker das Bett berührten; dann erschienen die halluzinatorischen »Haltungen« usw. — Beendet wurde der Anfall häufig dadurch, daß sich die Kranke vom Bette durch die Breite des Zimmers unter das Bett ihrer Pflegerin schnellte mit einer Kraft und Gewandtheit, welche nur bei einem Akrobaten zu finden ist. Es war den Zuschauern unverständlich, daß es niemals zu ernsteren Verletzungen kam. Nach diesem »Sprunge« blieb sie ohne Bewußtsein liegen.

Nachdem sie während ihrer ersten Anfälle immer Arzt und mehrere Pflegerinnen voll beansprucht hatte, wurden später elektrische und Kaltwasserbehandlung bei den ersten Anzeichen eines Anfalls angewendet, und regelmäßige geistige und körperliche Arbeit bei sonstiger »Nichtbeachtung« durchgeführt. Das Kind blieb nach kurzer Zeit anfallsfrei, es wurde lenksam, gleichmäßiger Stimmung — es erschien geheilt.

Das Ungewöhnliche des Falles machte die klinische Vorstellung notwendig, wobei die größte Vorsicht zur Anwendung kam. Nach kurzer Anwesenheit im Hörsaal trat ein schwerer Anfall auf.

(Die Beschuldigung des Vaters war krankhaften Ursprungs gewesen, eine Untersuchung von Gerichts wegen unterblieb. Das Kind wurde in die Familie entlassen. Die nächsten Berichte lauteten günstig. Eine spätere Katamnese steht mir nicht zur Verfügung.)

Es ist schon um die Lehre und Psychopathologie der Hysterie recht betrüblich bestellt.

Der Name (von Uterus abgeleitet) allein hat sich seit jeher als Quelle eigenartigster Vorstellungen und Irrtümer erwiesen. Seine groteske Bedeutung entfaltet er in vollster Wirkung, wenn wir von männlicher Hysterie sprechen.

Weitere Ausführungen über die Hysterie als Krankheit kann ich mir ersparen. Erstens vermag ich über sie nicht das Geringste mitzuteilen, was nicht bereits von anderen so gut geboten wurde, als es auf Grund unseres heutigen Wissens möglich ist. Zweitens hat Steyerthal alles, was gegen den Begriff Hysterie gesagt werden kann, in seiner »nosologischen Betrachtung« vortrefflich ausgeführt. (Was ist Hysterie? Verlag C. Marhold, Halle a. S. 1908.)

Für die Zwecke unserer Darstellung genügt es die Frage auf-zuwerfen:

Wohin mußte die psychologische und psychotherapeutische Be-urteilung der Hypnose führen, wenn sie auf dem an sich schwanken-den Boden der Hysterie aufgebaut wurde?

Es ist offenbar, daß wir die Hypnose anders bewerten, wenn wir sie mit Hysterie gleichsetzen, in welchem Falle wir sie als einen krankhaften Zustand auffassen müssen, oder wenn wir sie bis zu einem gewissen Grade als einen natürlichen Vorgang betrachten, von welchem der Physiologe Mangold aussagt, er »bewirke eine physiologische Zustandsänderung, welche durch seelische Beein-flussung erzeugt wird«.

Weil aber — trotz allem — die Anschauung bestehen blieb: Die Hypnose eigne sich am besten für hysterische Kranke (was nebenbei gesagt, falsch ist); weil die zuweilen bei Hysterischen er-zielten hypnotischen Erfolge (mit Recht) als nicht beweiskräftig be-zeichnet wurden; weil (ebenfalls mit Recht) eingewendet werden konnte, eine Hysterie sei auch auf mannigfaltige andere Art zu be-einflussen, zu heilen; weil die von der Charcotschen Schule aus-gegangene Vorstellung suggestiv und einengend wirkte; deshalb gelangte die Lehre von der Hypnose nicht zur verdienten Aus-wirkung.

Wir stellen daher zusammenfassend fest:

Die Erscheinungen der Hysterie und Hypnose zeigen gewisse Übereinstimmungen.

Hysterie und Hypnose sind nicht gleichartig; letz-tere ist kein krankhafter Zustand.

Ausgelöst wird der hypnotische durch die Suggestion.

Ausgelöst werden kann er bei jedem Gesunden.

Nachdem wir die geschichtliche Entwicklung der Hypnose ge-
streift haben, jene Entwicklung, welche sich in früheren Zeiten auf
einem Tummelplatz von Täuschung, Betrug, Wunderglaube abge-
spielt hat, bis das Unerklärliche als Wirkung der Suggestion erkannt wurde, sodann der Hemmung gedachten, welche die Charcotsche Schule aufrichtete, die von Nancy (Liébault, Bernheim),
von Forel, Wetterstrand, Moll, van Renterghem, Krafft-
Ebing, Vogt, Möbius und von anderen beseitigt wurde, erfordert die weitere Analyse der Frage, weshalb die Hypnose gleichwohl die Gegnerschaft nicht restlos zu überwinden vermochte, einen
Hinweis darauf, daß manche Hypnotiseure selbst Gelegenheit zur
Geringschätzung ihrer Tätigkeit boten.

Gewisse Arbeiten über hypnotische Heilerfolge können nicht
anders als kritiklos genannt werden.

Diese zeigten eine gewisse Ähnlichkeit mit den Ankündigungen
jener Badeorte, welche bei Anwendung ihrer Kurmittel die Heilung
jedes Übels in Aussicht stellen.

Derartige Aktionen lösten Reaktionen aus.

Ein Gleiches taten die hypnotischen Experimente, nicht nur die
schon erwähnten öffentlichen, sondern auch die Hörsaal- und La-
boratoriumsexperimente, welche in Laienkreise drangen.

Daß Laboratoriumsversuche der Erforschung der hypnotischen
Erscheinungen dienten, somit notwendig und berechtigt waren, bedarf keiner Feststellung.

Ich klage nicht an, ich erwähne Tatsachen.

Die »hypnotische Persönlichkeitsumwandlung« (z. B.: Sie sind
jetzt ein Hund! worauf der Hypnotisierte auf allen Vieren lief, sich
auch sonst wie ein Hund benahm), die halluzinatorischen und illu-
sionären Suggestionen, die Eingebung von Scheinverbrechen erschien den mit der Hypnose nicht Vertrauten als etwas Unheim-
liches, als der menschlichen Würde Zwang Antuendes, als »Ver-
sklavung« eines vernunftbegabten, an sich willensfreien Wesens
durch den ihm aufgezwungenen stärkeren Willen eines anderen.

Im Zusammenhange damit wurden dann die mittel- und unmittelbaren Gefahren der Hypnose ausgemalt und hingewiesen

auf die Möglichkeit einer Gesundheitsschädigung (worauf wir noch zurückkommen müssen) und einer Anwendung zu verbrecherischen Zwecken.

Wenn, so wurde geschlossen, an Hypnotisierten gezeigt wird, daß sie falsche Unterschriften leisten, einen Meineid schwören, einen Mordanschlag vollführen, besteht nicht die Gefahr, daß solches nicht nur im Versuch, sondern in Wirklichkeit möglich ist? Bezüglich dieser sicherlich sehr bedeutsamen Frage befinden sich Strafrechtslehrer und Hypnotiseure in voller Übereinstimmung. Diese Experimente gelingen nicht nur nicht bei jedem, sondern nur unter bestimmten Voraussetzungen bei besonders Veranlagten; nach langer Dressur möglicherweise auch bei nicht für solche Suggestionen Empfängliche.

Bei ersteren kann ein Gleiches durch Wachsuggestionen erreicht werden. Bei letzteren bestehen schon äußerliche Schwierigkeiten, welche den Verbrecher abschrecken werden.

Bei allen ist die Gefahr des Versagens, der Entdeckung eine sehr große.

Aber das beste Gelingen im Experiment bedeutet noch lange nicht, daß der Hypnotisierte im Ernstfall das Verbrechen begehen würde. Das Wesentlichste aber ist: Alle diese Versuche haben mit der therapeutischen Hypnose nicht das Geringste zu tun.

Darum ist die Scheu vor der Hypnose, »in welcher man mit dem Hypnotisierten anstellen kann, was man will«, vollkommen unbegründet.

Ebenso der Ruf nach einem Hypnoseparagraphen (wie ihn Ungarn und Belgien haben), der von juristischer Seite in Deutschland abgelehnt wird. Sich auch erübrigt.

Wogegen aber unbedingt erreicht werden muß:

1. Das Verbot hypnotischer Vorführungen oder Schaustellungen auch in »geschlossenen« Gesellschaften.

2. Daß Hypnosen nur von Ärzten ausgeführt werden dürfen, welche Eignung und Erfahrung nachzuweisen haben (Nachweis durch Prüfung).

3. Daß Experimental- und Heilhypnose, nach strengen Indikationen getrennt, angewendet werden.

Für den angehenden Hypnotiseur ist es notwendig, an alle diese Fragen zu denken.

Damit er den Grundsatz festhält:

Die hypnotische Behandlung ist eine wissenschaftlich begründete. Also in streng wissenschaftlicher Weise anzuwenden.

Unter Vermeidung allen Beiwerks.

Suggestion soll niemals Täuschung sein.

Ich halte alle die Hilfsmittel, welche von den sie Anwendenden selbst als »Kniffe« bezeichnet werden, für entbehrlich, der Sache und dem Sachwalter wissenschaftlichen Abbruch tuend.

Ich gebe ohne weiteres zu, daß solche »Kniffe«, die einem guten Zwecke dienen, selbstverständlich zulässig, daß sie zuweilen sehr wirksam und geeignet sind, die Herbeiführung der Hypnose zu erleichtern. Trotzdem kann der Verzicht nicht dringend genug empfohlen werden, selbst auf die Gefahr hin, daß die eine oder andere Hypnose versagt, daß sie alles »Wunderbaren« entkleidet — keine »Wunder wirkt«.

Es kommt nicht darauf an, Symptome zu bannen (Lourdes!).

Auf eine ursächlich wirkende, mit physiologischen Hilfsmitteln arbeitende Methode mit dem Ziele, die ganze Persönlichkeit des Kranken zu erfassen — darauf kommt es an.

Ich habe die verschiedenartigsten Krankheitszustände, Angehörige aller Bildungsgrade und Lebensstellungen hypnotisch behandelt; ich konnte nicht beobachten, daß die suggestiven Wirkungen bei Weglassung jener »Kniffe«, welche mit ein Grund sind, vielen die Beschäftigung mit der Hypnose unsympathisch zu machen, gelitten hätten.

(Eine der stärksten therapeutischen Wirkungen, welche ich jemals sah, erzielte Brodmann. Er begann und führte eine Monate währende Hypnose im Sinne jener oben aufgestellten Forderungen durch. Er trat an seine Hypnosen heran, wie später an seine grundlegend gewordenen Hirnforschungen — exakt, nüchtern, streng wissenschaftlich.)

Die mit Hilfe der Hypnose erzielbaren Wirkungen behalten einen Rest von Unerklärlichem, unbeschadet aller psychologischen Erklärungen und Untersuchungen.

Stoßen wir nicht überall in der uns umgebenden Natur auf Hindernisse, welche unsere Erkenntnis nicht beseitigen kann?

Wir brauchen nicht auf die Erschaffung der Welt, auf die Geheimnisse der Gestirne, vielmehr nur darauf hinzuweisen, ob wir imstande sind, irgend einen der uns so vertraut erscheinenden Lebensvorgänge restlos zu erklären. Zum Beispiel die Zellvermehrung. Die Vererbung. Entstehung der Gefühle. Umwandlung eines Reizes in Sehen, Hören, Riechen.

Wir sind umringt von Wundern. In solchem Sinne — aber

nur in solchem, ist der Vorgang und die Wirkung der Hypnose eines von zahllosen.

Die guten Ärzte aller Zeiten waren Psychotherapeuten. Nur die zu geringe Einschätzung der psychophysischen Zusammenhänge hat verschuldet, daß die Psychotherapie immer wieder von Neuem entdeckt werden mußte.

Und die Tatsache, daß alles Leben im höheren Sinne des Wortes von seelischen Kräften mit abhängig ist, ist doch so alt wie das Leben selbst.

Aufregungen können zu Durchfall, zum plötzlichen Verschwinden oder Eintreten der Menstruation führen. Heftiger Schreck hemmt oder lähmt alle Lebensäußerungen. (Ohnmacht, Starrkrampf, Shok.)

Umgekehrt gelingt die Bekämpfung körperlicher und seelischer Störungen durch seelische Beeinflussung.

Nur wenn wir diese Zusammenhänge ungenügend werten, gelangen wir zur Ablehnung oder Unterschätzung der durch Psychotherapie (also auch durch Hypnose) erzielbaren Wirkungen. (Wunder.)

Psychologie der Hypnose.

[»Vorstellungen zu haben und sich ihrer doch nicht bewußt zu sein, darin scheint ein Widerspruch zu liegen; denn wie können wir wissen, daß wir sie haben, wenn wir uns ihrer nicht bewußt sind. — Allein wir können uns doch mittelbar bewußt sein, eine Vorstellung zu haben, ob wir gleich unmittelbar uns ihrer nicht bewußt sind.« Kant. »Anthropologie.«]

Eine Prüfung der seelischen Erscheinungen, dessen, was wir im Sinne des ärztlichen Psychologen gesundes und krankes Leben nennen; eine Darstellung der Hypnose, welche sich an einen hierüber nicht unterrichteten Kreis wendet, verlangt eine Besprechung des Begriffs »Bewußtsein«.

Auf die Streitfrage: Gibt es nur ein Bewußtsein, oder dürfen oder müssen wir ein Doppelbewußtsein, ein Doppel-Ich, ein Ober- und Unterbewußtsein annehmen, einzugehen; bezüglich dieser eine Entscheidung zu treffen halte ich mich nicht für berufen.

Ich könnte nur die verschiedenen Lehrmeinungen wiedergeben. Das unterlasse ich und rate, diese wichtige Frage an Ort und Stelle, bei den Philosophen und Psychologen zu studieren.

Im Folgenden wird von »bewußt« und »unbewußt«, von einem Ober- und Unterbewußtsein dennoch die Rede sein; lediglich deshalb, weil ich mit Hilfe dieser Begriffe in knapper Form das darlegen kann, worauf es für die rein praktischen Absichten dieser Arbeit ankommt. Wir müssen uns aber bei dieser Betrachtung darüber klar sein, daß von unbewußten Vorstellungen sprechen im Sinne eines exakten psychologischen Denkens bedeutet: Eine Vorstellung haben, die wir eigentlich nicht haben.

Die Betrachtung des Traumes hilft uns, diesen Widerspruch zu lösen. Im Schlafe sind wir bewußtlos; der Traum aber kommt uns dennoch zu Bewußtsein. Wir träumen sogar, daß wir träumen; bei Angstträumen (beispielsweise, wenn wir ein Verbrechen begingen und die Todesstrafe erleiden sollen), kann es vorkommen, daß die Angst eine gewisse Abschwächung durch die auftauchende Vorstellung erfährt: Das alles träumst du ja bloß.

(Mit dieser Anschauung befinde ich mich in vollkommenem Gegensatz zu vielen Traumpsychologen, und in voller Übereinstimmung mit anderen. Auf welcher Seite die Majorität ist, entzieht sich meiner Kenntnis. Erscheint mir auch gleichgültig. Denn die Mehrheit hat nicht immer Recht. Auf Grund von zahlreichen, genauen, während der Nacht und nach dem Erwachen schriftlich festgehaltenen Traumerlebnissen halte ich mich für die obige Feststellung berechtigt und — berufen.)

Wir erwachen und haben das Gefühl, geträumt zu haben. Können uns aber trotz eingehendster Selbstbesinnung an keinen Traum erinnern.

Wir gehen an die Arbeit. Plötzlich steht ein Traumbild in größter Lebendigkeit vor uns. Er kommt uns zu Bewußtsein. Natürlich wird diese Erinnerung durch irgend eine Association hervorgerufen. Der Traum selbst war aus dem Bewußtsein, aus dem Vorstellungsinhalt nicht ausgelöscht, er schlummerte in ihm. Statt dessen sagen wir — vielleicht psychologisch unwissenschaftlich, also unrichtig — der Traum befand sich unter der Schwelle des Bewußtseins, im Unterbewußtsein.

(Eine aus dem vergangenen Jahre stammende, genau analysierte Selbstbeobachtung:)

Ich wache mit dem Gefühle auf, sehr gut geschlafen zu haben. Umso erstaunter bin ich über eine mir unerklärliche Verstimmung, Schlappheit und Arbeits-Unlust.

In der Zeit, da ich Körperübungen mache, denke ich über die mögliche Ursache meiner Mißempfindung nach. Es fällt mir nichts ein. Dagegen verstärkt sich die traurige Gemütslage. Ich stelle das Nachdenken, das Grübeln als zwecklos ein. Während ich mich ankleide, entsinne ich mich plötzlich eines Traumes, der mich tief erschüttert hatte. Der Trauminhalt stand in voller·Klarheit vor mir; das im Traum Erlebte hatte mich verstimmt. Das Erlebnis hatte ich beim Erwachen vergessen, die Verstimmung war geblieben.

Das Associationsfeld für das geträumte Erlebnis war beim Erwachen gesperrt; das Associationsfeld für die Gefühle blieb frei.

Oder anders ausgedrückt: Das Traumerlebnis blieb zunächst im »Unterbewußtsein« eingeklemmt (Breuer-Freud); die durch den Traum gestörte Affektlage beherrschte das Oberbewußtsein.

Nachdem mir der Traum eingefallen und der Zusammenhang klar geworden war, verschwand die Verstimmung augenblicklich.

Was war es, das mich bedrückt hatte? Ein unklares Gefühl, das mir bewußt, dessen Ursache mir zunächst nicht bewußt war.

Jeder Gedanke, jedes Gefühl usw. prägen sich in unser Bewußtsein ein, hinterlassen eine Spur, eine Inschrift, ein Engramm. (Semon.)

Die Summe aller Engramme stellt die Mneme dar.

Nicht alles, was sich uns jemals eingeprägt hat, ist uns zu jeder Zeit, — und gleichzeitig — gegenwärtig.

Sonst wäre ein klares, geordnetes Denken unmöglich.

Die entschwundenen, vergessenen Vorstellungen können wir durch den Vorgang des Besinnens, der Erinnerung, der Association aktivieren. Die Association einer Vorstellung wird erschwert, oftmals unmöglich werden, zumal wenn sie mit einem starken Affekt verknüpft, und dieser unlustbetont war.

Oder auch dann, wenn (nehmen wir ein Erlebnis an) sehr lange Zeit verstrichen ist. Auf diesem Gebiete herrschen weitgehende individuelle Verschiedenheiten. Es gibt Menschen, welche sich an früheste Kindheitserlebnisse erinnern; es gibt solche, bei denen die Zeit der frühesten Kindheit fast dunkel ist. Bekannt sind die teilweisen Einengungen der Erinnerung bei alten Leuten.

Vorstellungen, welche uns zu einer Zeit nicht gegenwärtig sind, brauchen darum nicht vergessen, nicht verschwunden zu sein.

An meinem Traumbeispiel erkannten wir eine der Möglichkeiten, welche unseren Vorstellungsinhalt beeinflussen können.

Auf der Tatsache der »Verdrängung« von Vorstellungen bauten Breuer und Freud ihre Lehre von der Abreaktion des eingeklemmten Affekts und eine ursächliche Behandlung gewisser psychotraumatischer Störungen (Hysterie) auf.

Welche Rolle der Affekt bei dem »Wiedererinnern« im Sinne

einer Hemmung spielt, ist wohl Jedem aus eigener Erfahrung bekannt.

(Im Augenblick, da wir einen Namen aussprechen wollen, ent-
fällt er uns. Wir denken nach. Umsonst. Wir suchen und forschen.
Vergeblich. Da faßt uns Ärger und Unmut — der Name ist wie
ausgelöscht. Nun verzichten wir. Gehen einer Beschäftigung nach,
oder fahren in der unterbrochenen Unterhaltung fort. Der Affekt
klingt ab. Plötzlich kommt uns der Name zu »Bewußtsein«.)

Unbewußt sind uns die Engramme, welche wir, durch die Vererbung vorgebildet, miterhalten.

Wir sind weiterhin, vom Beginne bis zum Ende unseres Lebens
von zahlreichen Einflüssen abhängig, welche wir unmittelbar nicht,
oder erst nach Erlangung einer gewissen Reife, aber auch dann
oftmals erst durch ihre Wirkungen oder dann wahrnehmen, mit
Bewußtsein annehmen oder ablehnen, wenn wir mit Kritik, mit
Vernunft auf sie achten, wenn wir unsere Aufmerksamkeit auf sie
hinlenken.

Das sind die Suggestionen der Umwelt.

Kinderstube, Schule, Kirche, Beruf — Eltern, Geschwister,
Freunde, Lehrer — Politik, Presse, Bücher, Theater — mit diesen
Begriffen sind einige Träger und Versender von guten, schlechten,
beflügelnden und hemmenden, heilenden und krankmachenden
Suggestionen bezeichnet.

Wer die Macht der Suggestion, wer ihre Bedeutung für die
Individual- und Massenpsychologie aus der Geschichte nicht gelernt
hat, dem ist sie wohl durch den Anschauungsunterricht der letzten
6 Jahre »bewußt« geworden.

Die ererbten Eigentümlichkeiten verbinden sich mit den erworbe-
nen und bilden die Individualität, die Persönlichkeit, auf welche wir
nicht selten als auf unser eigenstes Werk — sehr stolz sind.

(... »Selbstherrlichkeit unseres Ich, das vermeintlich für sich
besteht und von sich aus zu handeln glaubt.« G. F. Lipps. Das
Problem der Willensfreiheit. Teubner. Leipzig und Berlin. 1919.
2. Auflage.)

Stolz sein dürfen wir bis zu einem gewissen Grade dann, wenn
und je mehr es uns gelingt, der Gebundenheit die tatsächlich bestehende, in unserer Vernunft und den Sittengesetzen begründete
Freiheit des Willens entgegenzusetzen.

Im vollsinnigen (durch keine Affekte getrübten) Wachzustande

handeln wir unabhängig, frei bewußt — wir k ö n n e n aber beein-
flußt werden durch das sogenannte Unterbewußtsein, welches unsere
Stimmungslage und dadurch unsere Persönlichkeitsäußerungen, unsere
Handlungen und Unterlassungen richtet.

Alle Einflüsse des Unterbewußtseins und der Suggestionen
finden bei dem geistig und moralisch Gesunden ihre Grenze dort,
wo ethisch verwerfliche oder durch das Gesetz verbotene Handlungen beginnen.

Wäre somit das Bestehen eines Unterbewußtseins auch allseits
anerkannt, so könnte dieses doch nicht für ein Nichtbestehen der
Willensfreiheit, der sittlichen Verantwortlichkeit in Anspruch genommen werden.

Es ist aber schon mit Rücksicht auf die Notwendigkeit von Erziehung und Willensbildung an die große Bedeutung der Suggestion
zu denken.

Je stärker und gesammelter der Wille, die auf das eigene und
fremde Tun und Lassen gerichtete Aufmerksamkeit, je geübter Konzentration, Selbstbeherrschung, Selbstzucht sind, um so unabhängiger
kann der Mensch von seinem Unterbewußtsein und von den suggestiven Einflüssen werden.

Daß irgend Jemand von solchen Einwirkungen völlig frei bleibt,
bleiben kann, ist ausgeschlossen.

Um dies zu beweisen, genügt es vielleicht, das Gefühl — Liebe
zu erwähnen.

Ich erinnere an die oben wiedergegebene Begriffsbestimmung
der Suggestion.

Wenn wir an eine Verrichtung herangehen, müssen wir unsere
Aufmerksamkeit auf diese hinlenken.

Wir konzentrieren uns.

Wir engen unser Bewußtsein ein.

Wir weisen alle nicht zu dieser Verrichtung gehörenden Vorstellungen ab.

Wir legen unserem Denken Scheuklappen an.

Gleichgültig, ob es sich um eine körperliche Arbeit, wie Holz-
spalten oder Bergsteigen, um eine geistig mechanische, wie Zu-
sammenrechnung einer Zahlenreihe, einer geistig schwierigeren, wie
Halten eines Vortrags handelt, immer müssen wir uns auf das einstellen, was zu leisten ist. Andernfalls werden wir die Axt in die
Finger statt in das Holz schlagen, wir werden straucheln, wir werden
falsch rechnen, stotternd nach Worten suchen.

Vergegenwärtigen wir uns die bisherigen Ausführungen, so wird uns der Vorgang der Hypnose — ob wir ein Unterbewußtsein annehmen oder nicht — so klar, wie uns ein vitaler klar werden kann.

Er wird jedesfalls des Mystischen, Übersinnlichen entkleidet, er hat sich von der »dunklen« Wissenschaft getrennt, er ist nicht erklärlicher und nicht unerklärlicher als der Schlaf.

Damit soll keine Gleichsetzung in vollster Bedeutung ausgesprochen sein, wie dies seitens Liébault geschah.

Wohl kann es gelingen, Schlafende in die Hypnose überzuführen; wohl unterscheidet sich ein sachgemäß Hypnotisierter nicht von einem Schlafenden.

Allein schon die in der Hypnose vorhandene, oder doch meist erzielbare Suggestibilität ist ein wesentliches Unterscheidungsmerkmal. Wobei wir nicht vergessen wollen, daß die Suggestionserfolge nur darum möglich sind, weil wir überhaupt suggestibel sind, weil eine vorhandene Eigenschaft benutzt und verstärkt werden kann.

Wenn und warum der Hypnotisierte suggestibler als im Wachzustande ist, so ergibt sich die Erklärung aus dem Verhalten des eingeengten Bewußtseins.

Die Erhöhung der Suggestibilität durch die Hypnose ist eine sehr verschiedene. Sie hängt nicht nur von der Veranlagung des Kranken sondern auch (ich glaube in stärkerem Grade) von dem Können des Arztes ab. Dieser muß sich bewußt sein, daß er nicht von vornherein damit rechnen kann, daß jede Suggestion (es ist jetzt und im Folgenden immer nur von Behandlungs- nicht experimentellen Suggestionen die Rede) haftet.

Sein Ziel aber muß sein, daß dies der Fall ist.

Inwieweit er dieses erreicht, wird bedingt sein durch Umstände, auf welche einzugehen sich noch Gelegenheit bietet.

Die Frage nach der Entfaltung der hypnotischen Wirkung ist bis zu einem gewissen Grade die nach der Fähigkeit des Arztes und des Kranken wechselweise alles Erforderliche zu tun um die Hypnose herbeizuführen, beziehungsweise alles zu lassen, was ihren Eintritt verzögern oder unmöglich machen könnte.

Wenngleich ich mir meine Aufgabe dahin umgrenzte, praktische Anleitungen für die Hypnose zu geben, so ist es doch notwendig, mit einigen Worten auf die Psychotherapie im allgemeinen einzugehen, damit nicht aus der einseitigen Berücksichtigung der Hypnose eine ungewollte Überschätzung dieser entnommen wird.

Die seelische Heilbehandlung setzt sich zum Inhalt: Aufklärung,

Überredung, Willensübung, Abhärtung, Erziehung im allgemeinen, zur Arbeit im besonderen; Eingebung; Überrumpelung.

Mit Ausnahme der letzteren können wir alle diese Behandlungsarten als psychopädagogische bezeichnen.

Der suggestiven Behandlung gehört das größte Gebiet; denn die Überredungs-(Persuasions-)Behandlung bedient sich der suggestiven Beeinflussung ebenso wie die Arbeits- und bis zu einem gewissen Grade auch die elektrische Behandlung.

Eine besondere, stark umstrittene Stellung nimmt die Psychoanalyse ein.

Ohne Zweifel verdient die Aufklärungs- und Überredungsbehandlung, also jenes ärztliche Streben, welches sich an Philosophie, Weltanschauung, Ethik wendet, die klassische Psychotherapie genannt zu werden. Sie ruft die höchsten geistigen Kräfte des Menschen zur Mitarbeit auf, sie wendet sich an die Vernunft.

In diesen großen Vorzügen liegen bedauerlicherweise die Nachteile begründet, nicht Nachteile der Methode, sondern solche, welche durch die menschliche Natur gegeben sind. Die Grenzen, innerhalb welcher die Aufklärungs-(Belehrungs-, Überredungs-)Behandlung zur Anwendung gebracht werden kann, sind im allgemeinen recht enge.

Da ich in meiner Arbeit »Grundlinien der psychischen Behandlung« eine etwas eingehendere Kritik der seelischen Behandlungsarten gegeben habe (Zeitschrift für die gesamte Neurologie und Psychiatrie, Band XLII, Heft 1/2, Verlag von J. Springer, Berlin, 1918), so begnüge ich mich an dieser Stelle mit den kurzen Andeutungen, und wende mich wieder der Besprechung der Hypnose zu.

Es ist ersichtlich, daß eine hypnotische Behandlung den allgemeinen psychotherapeutischen Forderungen umso gerechter wird, je mehr sie sich die suggestiven Hilfen im Sinne der Psychopädagogik nutzbar macht.

Wir wollen kurz die Frage beantworten, wer hypnotisierbar ist. Die prozentualen Angaben schwanken zwischen den Zahlen 75 und 100. Sie hängen natürlich ab von der Persönlichkeit des Arztes, von der Art der Kranken. Die Ergebnisse der Zusammenstellungen müßten weiterhin einer Prüfung darüber unterzogen werden, wie sich die einzelnen Menschen bezüglich der verschiedenen Grade der Hypnose verhalten. Alle diese Umstände haben für die in dieser Arbeit zu besprechenden Verhältnisse keine Bedeutung, vor allem auch darum nicht, weil eine genaue Feststellung über die Haftung der Suggestion statistisch kaum getroffen werden kann.

Hypnotisierbar ist jeder Mensch, erstens, wenn er will (die »Faszinationshypnose« berücksichtigen wir nicht), zweitens, wenn er die für den Eintritt der Hypnose notwendigen Vorbedingungen erfüllen kann.

Demzufolge können kleine Kinder, fahrige, undisziplinierte Erwachsene, erregte, oder in ihrer Intelligenz schwerer geschädigte Geisteskranke schwer oder nicht hypnotisiert werden, denn: sie können sich nicht konzentrieren.

Die Vorzüge der hypnotischen Behandlung.

Die weitere Frage, in welchen Fällen die Hypnose den Vorzug vor anderen Behandlungsarten verdient, ist außerordentlich schwer zu beantworten. Wir haben bereits an einer früheren Stelle darauf hingewiesen, daß allzubegeisterte Anhänger der Hypnose Abwehr und Ablehnung ausgelöst und gefunden haben. Für den mit allen psychotherapeutischen Methoden Vertrauten kann kein Zweifel darüber bestehen, daß keine Behandlung als die Behandlung bezeichnet werden darf.

Auch die hypnotische Behandlung ist nur ein Zweig an dem mächtigen Baume der Psychotherapie. In welchen Fällen wir sie mit den besten Aussichten auf Erfolg anwenden werden, geht aus den allgemeinen Erwägungen hervor, welche wir angestellt haben und folgendermaßen umschreiben könnten: Der Hypnotisierte befindet sich im Zustande einer Bewußtseinseinengung, einer Bewußtseinsbeschränkung, und in einem solchen der Willenshemmung, welche suggestiv ausgelöst werden.

Der Hypnotiseur dagegen in stärkster Willensanspannung, gleichfalls in einem Zustande der Einengung, insofern er an nichts anderes denkt und denken darf, als an die Durchführung seiner Aufgabe. Beide müssen letztere damit beginnen, daß sie ihre Aufmerksamkeit sammeln, konzentrieren.

Die Einengung des Bewußtseins und die Ausschaltung des Willens erhöht die ursprünglich vorhandene Beeinflußbarkeit um ein vielfaches. Alle störenden Nebenvorstellungen, alle Hemmungen seitens körperlicher oder seelischer Beschwerden, seitens Zweifel an der Heilbarkeit, Kritik, sollen ausgeschaltet werden, um die Gehirntätigkeit zur Ruhe zu bringen, bereit zu machen zur Aufnahme einer einzigen Vorstellung, — der Heilsuggestion, oder der hypnotischen Eingebung im allgemeinen. Diese so zu gestalten und zu formen, sie mit solcher Macht zu begaben, daß sie, nur sie sich in das Bewußtsein eingräbt, einzwängt, das ist Sache des Hypnotiseurs, das ist Sache seines Könnens. Kann er das, dann haftet die Suggestion. Wie lange sie haftet, hängt wieder von vielen Umständen ab, welche sich auf den Kranken wie auf den Arzt beziehen. Gewinnt die Suggestion die erwähnte Macht, dann wirkt sie befruchtend auf den gesamten (krankhaften) Vorstellungsinhalt ein, sie wirkt bahnend, sie liefert den Kern, um welchen sich die Persönlichkeitsänderung (die Heilung) kristallisiert. Zur Eingebung der heilenden oder sonst beeinflussenden Vorstellungen (Assoziation) tritt hinzu die Lockerung jener Vorstellungen (Dissoziation), welche mit der Krankheit in mittelbarem oder unmittelbarem Zusammenhange stehen. (Vorstellung der Unheilbarkeit, Selbstmordgedanken, Angst vor Schlaflosigkeit usw.)

Die Suggestion ist mit solcher Kraft zu gestalten, daß sie nach der Hypnose fortlebt, sie muß also sorgfältig — individuell gewählt werden.

Wir haben schon darauf hingewiesen, daß wir ein Gleiches durch Wachsuggestion (Erziehung im weitesten Sinne des Wortes, Heilerziehung im engeren), durch Willensübung und Aufklärung erzielen können. Die Aufgabe des Nervenarztes wird dahin gehen, letzteren Methoden den Vorrang einzuräumen. Ich muß aber auf Grund meiner eingehenden Beschäftigung mit allen seelischen Behandlungsarten und bestimmter Erfahrungen den Hypnotiseuren »strengster Observanz« darin beipflichten, daß die Hypnose bei gewissen Formen psychogener Krankheiten Heilung erzielt, nachdem eine solche bei Anwendung aller anderen Behandlungsarten ausgeblieben ist.

Belege für diese oft bezweifelte Tatsache finden sich in zahlreichen Arbeiten; auch ich habe verschiedene früher, zuletzt in der Zeitschrift für die gesamte Neurologie und Psychiatrie Bd. 42., H. 1/2., 1918 mitgeteilt. An dieser Stelle will ich eine neuere Beobachtung wiedergeben, welche meine Ausführungen am besten verdeutlichen wird, zugleich einen Beitrag zu der später zu behandelnden Bedeutung der Hypnose in differentialdiagnostischer Beziehung bringt.

Fräulein S., 27 Jahre; der Vater starb im 51. Jahre an progressiver Paralyse, die Mutter lebt, ebenso drei Geschwister, welche angeblich gesund sind. Drei andere sind verstorben (Todesursache unbekannt).

Als Kind ist die Kranke sehr zart gewesen, vom 15. bis zum 17. Jahre litt sie angeblich an Chorea. Im 25. Lebensjahre stehend, erhielt sie ohne Vorbereitung durch den Fernsprecher die Nachricht, daß ihr Verlobter im Felde gefallen sei. 5 Monate später (November 1917) stürzte sie auf der Straße plötzlich hin, erholte sich nach kurzer Zeit, konnte aber immer schlechter gehen. Infolgedessen wurde ihr ärztlicherseits Bettruhe verordnet. Nachdem sie einige Tage gelegen hatte, trat unvermittelt eine Lähmung beider Beine, der Blase und des Mastdarms ein; gleichzeitig befielen sie außerordentlich heftige, ziehende und reißende Schmerzen in den Beinen, so daß sie mehr als sechs Monate lang Morphium bekam. Genau ein Jahr nachdem sie jene Todesnachricht erhalten hatte, träumte sie, ihre Mutter sei gestorben. In heftigster Erregung sprang die (bisher gelähmte) Kranke aus dem Bette, und wurde von der Pflegerin vor dem Bette stehend gefunden.

Das Leiden wurde bezeichnet als: Spastische Spinalparalyse. Die Kranke erfuhr, daß ihr Zustand als ein hoffnungsloser bezeichnet worden sei (!). Nach weiterer dreivierteljähriger Bettbehandlung konnte sie aufstehen. Es wurde ihr eine Badekur verordnet; mehrere Monate nach dieser trat ein vollkommener Rückfall ein, von dem sie sich sehr langsam erholte. Allmählich konnte sie, auf einen Krückstock gestützt, äußerst mühsam und ganz langsam gehen.

Die Untersuchung, welche ich vornahm, ergab hochgradige Anämie, Foetor ex ore (angeblich Fluor, unregelmäßige Menstruation, seit einem Vierteljahr ausgeblieben) Gewicht in Kleidern 100 Pfund, erster Herzton klappend; alle Reflexe regelrecht; keine Störung der oberflächlichen oder tiefen Empfindlichkeit. Die Kranke betritt das Untersuchungszimmer schlürfend, auf einen Krückstock gestützt, beide Beine sind in Hüft-, Knie- und Fußgelenken steif.

Selbsttätige Bewegungen, wie Heben auf die Fußspitzen, Hochheben des Beines im Liegen, Beugen im Kniegelenk, sind unmöglich.

Die Vorgeschichte, welche ich sehr eingehend aufnahm, ließ für mich einen Zweifel an der psychogenen Art des Leidens nicht aufkommen. Mit Rücksicht darauf, dass es so lange Zeit be-, und den verschiedenartigsten Behandlungsarten widerstanden hatte, vor allem aber auch mit Rücksicht darauf, daß bei der Kranken die Vorstellung der Unheilbarkeit einen beängstigenden Umfang angenommen hatte, entschloß ich mich zur Anwendung der Hypnose. Sie gelang sofort. Unter entsprechenden Suggestionen nahm die in tiefer Hypnose befindliche Kranke alle Bewegungen vor, zuletzt war sie imstande, beide Beine gleichzeitig im Kniegelenk zu beugen und zu strecken, die gestreckten Beine hochzuheben und in der Hochlage zu halten. Aus der Hypnose erweckt, ließ ich sofort alle Übungen wiederholen, und darnach ohne Stock gehen. Ihrer freudigen Erregung gab sie mit den Worten Ausdruck: »Ich kann ja gehen; was wird meine Mutter sagen!« Sie geht zum ersten Male seit Beginn ihrer Krankheit ohne Stock, und ohne Hilfe nach Hause.

Die weitere Behandlung war eine kurzdauernde hypnotische, und eine langdauernde wachsuggestive, unter Zuhilfenahme von Massage, Elektrizität und gymnastischen Übungen. Die seelische Behandlung hatte die Aufgabe zu lösen, ihr über den Verlust des Verlobten hinwegzuhelfen, ihren Lebenswillen zu kräftigen.

Derartige Fälle, welche viel häufiger sind, als gewöhnlich angenommen wird, sind für den weniger Erfahrenen sehr lehrreich. Bei dieser Kranken hatte sich der zugezogene Arzt in seinen Überlegungen dadurch auf einen falschen Weg bringen lassen, daß die alle Zeichen einer organischen Lähmung bietenden Erscheinungen nicht im unmittelbaren Anschluß an die seelische Erschütterung, sondern viele Monate später zur Ausbildung gelangten. In Wirklichkeit bietet dieser Umstand aber nichts Außergewöhnliches. Ihre Kräfte reichten noch für einige Monate aus; es gelang ihr, sich zu »beherrschen« (sie befand sich in dienender Stellung), bis die angesammelten seelischen »Krankheitsstoffe« den Zusammenbruch (die Lähmung) bewirkten. Eine Bemerkung von ihr, welche sie bei der ersten Erzählung machte, war für die Diagnose richtunggebend: »Als ich am Fernsprecher stand, und diese Nachricht bekam, konnte ich mich eben noch aufrecht halten. Es war mir aber, als ob die Beine den Dienst versagten!«

Birgt die Hypnose Nachteile oder Gefahren?

In vielen wertvollen Abhandlungen über die Hypnose finden wir die Behauptung, die Frage der Schädlichkeit der ärztlichen Hypnose brauche nicht mehr behandelt zu werden.

Bedauerlicherweise ist dies insofern unrichtig, als verschiedene Veröffentlichungen der letzten Jahre, insbesonders auch kriegsneurologische, die Notwendigkeit erweisen, sich mit den bezüglichen Einwänden auseinanderzusetzen. Die Überzeugung, daß es meinen Darlegungen gleichfalls nicht gelingen wird, jene Anschauungen, welche, wie schon hervorgehoben, die Eigenart des Dogmatischen tragen, zu beseitigen, enthebt mich nicht der Verpflichtung, die gegnerischen Ansichten sachlich zu besprechen. Nur auf diese Weise vermag, wie mich dünkt, derjenige, welcher sich dem Studium der Hypnose ergeben will, ein eigenes Urteil zu gewinnen.

Welcher Art sollen nun die möglichen Schädigungen der Hypnose sein?

Zunächst Willensschwächung; Verminderung der seelischen Kräfte, während jede seelische Behandlung doch gerade auf ihre Stärkung, und auf die bewußte Mitarbeit des Kranken bedacht sein müßte; Herbeiführung eines Zustandes der Abhängigkeit von dem Hypnotiseur, welcher zu einer Art von Hörigkeit, zum Unvermögen führen könnte, sich nach etwa eingetretener Heilung von dem Arzte freizumachen.

»Willensschwächung«.

In zahlreichen Arbeiten war und ist zu lesen: »Ich werde Sie jetzt hypnotisieren. Sie müssen Ihren Willen aufgeben, und sich völlig dem meinen unterwerfen.«

Ich halte diese Art, eine Hypnose vorzunehmen, für grundfalsch, und es ist verständlich, daß bei gewissen Persönlichkeiten statt Beruhigung Erregung, also Hemmungen ausgelöst werden. Hieran ändert auch der Umstand, daß Hypnosen auf diese Weise herbeigeführt werden können, nicht das Geringste. Bei geistig höherstehenden Menschen wird, wenn eine dermaßen eingeleitete Hypnose nicht gelingt, ein zweiter Versuch unmöglich, oder in hohem Grade erschwert werden.

Der Kranke muß natürlich »wollen«, das wollen, was der Arzt will; er muß aber darüber aufgeklärt werden, daß er sich der Einsicht, dem Wissen, der Erfahrung des Hypnotiseurs, nicht seinem Willen« fügen soll.

Er soll bei Beginn der Behandlung den eigenen Willen nicht nur nicht aufgeben, er muß ihn vielmehr anspannen.

Die Ansicht, daß, zumal wiederholte, Hypnosen eine zunehmende Schwächung des Willens herbeiführen, ließ die weitere entstehen, daß überhaupt nur willensschwache Menschen hypnotisiert werden könnten, und diese Ansicht war wiederum mehr als eine Ansicht, sie war und blieb für viele ein Axiom.

Die Folgen waren recht ernste. Nicht nur, daß sich manche Ärzte von der Beschäftigung mit der Hypnose abhalten ließen. Sie rieten auch — von ihrem Standpunkte aus pflichtgemäß — ihren Kranken von jeder hypnotischen Behandlung ab.

Die weitere Folge: daß derart beratene Kranke, wenn sie sich gleichwohl einem Hypnotiseur anvertrauten, von Hemmungen erfüllt waren, welche den Erfolg in Frage stellten oder unsicher gestalteten.

Und endlich: daß gerade willensstarke Menschen, bei denen die Hypnose gelang, aus dem Gelingen den Schluß zogen, sie seien willensschwach.

Dies führte wiederum nicht selten zu Verstimmung und Selbstvorwürfen, welche durch die psychologische Aufklärung durchaus nicht immer beseitigt werden konnten.

Die wenigen Fälle, in welchen mir die Durchführung einer hypnotischen Behandlung mißlang, konnte ich ausnahmslos auf die im allgemeinen Teil dieser Arbeit und oben beschriebenen Hemmungen zurückführen.

(Eine meiner Kranken, eine sehr gebildete, geistig hochstehende aber willensschwache Persönlichkeit, erklärte nach mehreren vergeblichen Versuchen, sie einzuschläfern, sie gäbe sich alle Mühe, sich meinem Willen zu unterwerfen, aber sie müsse immer daran denken, »daß sie dann von meinem Einfluße nie wieder frei werden könne«. Ich hatte ihr die psychologischen Grundlagen der Hypnose erläutert, und kein Wort von Unterwerfung unter meinen Willen gesprochen; erst längere Zeit nachher gestand sie, den wirklichen Grund: Längst vergessene Mitteilungen, welche ihr mit Bezug auf die Hypnose gemacht worden waren, tauchten bei den ersten Versuchen wieder auf, waren die Ursache von Beängstigungen, welche ihr die Konzentration unmöglich machten — Die Kranke wurde doch lebensfähig. Meiner Überzeugung noch wäre der gleiche Erfolg auf hypnotischem Wege viel rascher zu erzielen gewesen.)

Die Hypnose gelingt oftmals augenblicklich, ohne vorherige Aufklärung. Für disziplinierte Menschen, bei welchen keine Hemmungen vorliegen, kann sich diese Art der Anwendung als sehr brauchbar erwiesen.

Bei den »Kriegs-Nervenkranken« habe auch ich sie wiederholt angewendet. Die von früher her bekannte Tatsache, daß Militärpersonen leicht zu hypnotisieren sind, fand durch eine Anzahl von Beobachtungen ihre Bestätigung, wie sie uns in der Zeit vor dem Kriege niemals zur Verfügung gestanden hatte. Diese Erfahrung widerlegt schon für sich allein die Ansicht, daß die Hypnose »nur« bei willensschwachen Menschen gelänge. Sie beweist auch, daß eine der Vorbedingungen die Fähigkeit ist, seine Aufmerksamkeit anzuspannen, sein Denken auf ein bestimmtes Ziel hinzulenken. —

Hier könnte nun eingewendet werden: Der Soldat — gleichgültig, ob Offizier, Unteroffizier oder Mann — ist gewohnt (gewesen), jedem Befehl »blindlings« zu gehorchen, den eigenen Willen auszuschalten, den höheren Willen (bezw. den Willen des Höheren), kritiklos anzunehmen.

Dieser Einwand trifft sicherlich zu, er trifft aber nicht den Kern unserer Beweisführung. Letztere besagte: Es handelt sich für den Kranken nicht darum, seinen Willen aufzugeben. Er soll diesen vielmehr in den Dienst der Behandlung stellen. Er soll seinen Willen mit dem des Arztes gleichrichten.

Die Formel lautet:

Arztwille — Heilwille — Krankenwille. Da disziplinierte Menschen zu gehorchen verstehen, gelingt ihnen diese Anpassung leichter und vollkommener.

Wir sollen ein Gleiches (Anrufung des Willens) bei allen erzieherischen Bestrebungen im Auge haben. Auch für die Pädagogik, für die Seelsorge, für alle Arten seelischer Beeinflussung gilt die Regel: Nicht den Willen brechen, — sondern wecken, aufrichten, stärken.

Die rasch herbeigeführte »Augenblicks«hypnose k a n n auf Überwältigung eines schwächeren durch einen stärkeren Willen, kann auf »Faszination«, auf dem E i n d r u c k d e s »A u g e n b l i c k e s« beruhen.

Sie kann auch (unter Vermeidung jedes theatralischen Beiwerks) in geeigneten Fällen angewendet werden, wenn es sich um rasche Beseitigung psychogener Krankheitserscheinungen (Schüttelneurose, psychogene Taub-, Stumm-, Blindheit usw.) handelt. Sie leistet dann nicht mehr noch weniger denn die anderen Überrumpelungsarten. Sie beseitigt Symptome.

Aber sie heilt nicht; sie wertet die Persönlichkeit nicht um. Sie schmiedet dem Kranken keine Waffe zur späteren Selbstbehandlung, zur Ausschaltung oder Bekämpfung von Rückfällen.

Ich halte auch alle äußeren Vorbereitungen und Hilfsmittel zur Einleitung der Hypnose für entbehrlich.

Hiezu rechne ich die verschiedenen Striche (passes); Verabfolgung eines einschläfernden oder betäubenden Mittels vor der Hypnose, sei es Cannabis indica, seien es einige Tropfen Chloroform.

Berührungen des (weiblichen) Körpers sollen gänzlich vermieden werden, wenn sie nicht zur Unterstützung einer bestimmten Organsuggestion als besonders zweckmäßig erscheinen.

Dagegen erweist sich das Auflegen der Hand des Arztes auf die Stirne des Kranken (»Stirnhand« nach Brodmann) in vielen Fällen als recht wirksam.

Das Ergebnis der in diesem Absatz angestellten Überlegungen lautet also:

Die »Befehlshypnose« mit ihrem »Schlafen Sie!« ist eine Überrumpelungsmethode, welche unseren psychologischen Forderungen nicht entspricht, da sie den Willen des zu Behandelnden ausschließt. Andere als psychologische Bedenken bestehen gegen sie nicht. Die hypnotische Behandlung führt nicht und darf nicht zu einer Willensschwächung führen, wenn sie auf psychologischer Grundlage aufgebaut wird.

»Abhängigkeit« des Hypnotisierten vom Hypnotiseur.

Zwischen beiden soll keine andere Abhängigkeit bestehen, als die im Verhältnis von Kranken und Arzt an sich und überhaupt begründete. Mehr als jeder andere benötigt der Seelenarzt das Vertrauen seiner Kranken. Es leuchtet wohl jedermann ein, daß zwischen demjenigen, der Hilfe sucht, und der Hilfe bietet, schon eine Wechselwirkung stattfindet. In den meisten Fällen sucht ein Kranker einen bestimmten Arzt auf, weil ihm dieser empfohlen wurde. Der Kranke ist also bereits nicht mehr ganz frei, bevor er den Rat des Arztes in Anspruch nimmt. Wenn er diesen nach dem ersten Besuch verläßt, mit der Absicht, die ihm erteilten Ratschläge zu befolgen, so hat er sich damit in eine bestimmte Abhängigkeit begeben, welche sich bei Mißerfolg schwächen, bei Erfolg steigern wird. Hier setzt der Einwand ein, daß eine solche Abhängigkeit selbstverständlich mit der hypnotischen Abhängigkeit, welche vom Arzt beabsichtigt und Vorbedingung der Wirkung sei, nicht gleichzusetzen ist. Demgegenüber muß ich auf das bestimmteste betonen, daß Fehler, welche vielleicht durch die Ausübenden gemacht werden, nicht der Behandlungsart zugeschrieben werden dürfen.

Die Möglichkeit, daß der ärztliche Einfluß — gegen den Willen des Arztes, ohne jedes Zutun seinerseits — auch über die Zeit der hypnotischen Behandlung hinaus wirkt, ist durchaus gegeben. Diese besteht bei seelischer Behandlung jeder Art, und hat mit dem Wesen der Hypnose nichts zu tun. Sie entspringt aus der Art und dem Umfang der Psychotherapie, und kann für den Kranken segensreich wirken, insoferne er in dem Arzt einen Freund und Führer gefunden hat, dessen Rat er immer wieder in Anspruch nimmt, wenn ihm das Leben neue Schwierigkeiten bringt.

Gibt es ein schöneres Ziel, als einen Kranken derart »beeinflussen« zu können, daß Jahre nach Abschluß der eigentlichen Behandlung eine einzige Unterhaltung mit dem Kranken oder ein Brief genügen, um die ihm gewiesenen Richtlinien wieder aufzufrischen, um ihm den Weg zu zeigen, der bei einem seelischen Konflikt zur Befreiung von diesem führt. Wir müssen uns doch darüber klar sein, daß die Fälle, in denen eine einmalige, wenn auch langdauernde Behandlung zur restlosen Beseitigung des nervösen Leidens führt, nicht so sehr häufig sind. Die Umwertung der Persönlichkeit gelingt bei schwer Belasteten oft nur bis zu einem gewissen Grade. Eben dies ist der Umgebung des Kranken meist nur undeutlich bewußt. Von ihr stammen die Anschauungen, welche sich zuweilen bis zu Klagen und Anklagen verdichten, über eine zu starke Abhängigkeit des Kranken von seinem Arzte.

Die Angehörigen, zumal die Eltern, und von diesen wieder die Mütter sind es, welche die Erfolge seelenärztlicher Behandlung mit einem heiteren und einem traurigen Auge sehen.

Der doch unzweifelhaft richtige Satz: »Das Leben ist ein Kampf« hat doppelte Bedeutung für den Nervösen, dessen krankhafte Störungen durchaus nicht immer schicksalsmäßige sondern bis zu einem gewissen Grade das Ergebnis falscher Erziehung, ungünstiger seelischer Einflüsse der Umwelt sind.

So daß die Behandlung von Nervenkranken nicht selten eine Vor- oder Nachbehandlung ihrer Angehörigen zweckmäßig erscheinen läßt.

Daß diese mehr oder weniger unbewußt in eine gegensätzliche Stellung zu dem Arzte geraten, dem gelungen ist, was alle »Ermahnungen«, Vorwürfe oder Ablenkungen und Zerstreuungen nicht erreichen konnten, ist menschlich begreiflich. So wird die anfängliche Überraschung über die nicht mehr erwartete Besserung oder Heilung, und die dem Arzte entgegengebrachte Dankbarkeit überwunden. Unsere Kranken (ich denke vornehmlich an die Gruppe der Psychoneurosen) sind sehr häufig sich und der Umgebung eine Last. Krank, nicht selten schwer krank, können sie so gutes Aussehen und ungestörte Tätigkeit der Körperwerkzeuge darbieten, daß ihre Klagen, welche übertrieben sein mögen, oft auch übertrieben werden, wenig Verständnis finden. Solches bringt ihnen der Arzt entgegen. Ihm erschließt sich die Seele, und er erfährt Dinge, welche der Mutter, dem Gatten, der Gattin verborgen geblieben waren.

Wenn wir Fehler oder auch nur Unterlassungen begangen haben, dann fällt es uns sehr schwer, diese einzusehen. Die Mißempfindungen (der Eltern, Erzieher, früherer Ärzte bezüglich ihrer fehlgeschlagenen Bemühungen) suchen nach einer Erklärung. Diese findet sich durch Projektion der Unlustgefühle auf die Umgebung, in diesem Falle auf den Arzt. Es erfordert ganz besondere Geschicklichkeit, Menschenkenntnis und Takt um die Gegensätze zu vermeiden, welche gekennzeichnet sind durch die Werturteile: Der Kranke hat kein — oder zuviel Vertrauen zu seinem Arzt. Es wird also die doppelte Aufgabe zu erfüllen sein, zuerst das Vertrauen des Kranken zu gewinnen, und den Angehörigen (soweit das Berufsgeheimnis dem nicht im Wege steht) das Ergebnis der seelischen Untersuchung und jene Hinweise zu bieten, welche dazu führen, daß die ärztlichen Bestrebungen durch die Familie richtig erkannt und unterstützt werden. Des weiteren aber wird beachtet werden müssen, daß gewisse Kranke ein zu starkes Anlehnungsbedürfnis (an den Arzt ihres Vertrauens) haben, daß sie ihn gegen ihre nächste Umgebung auszuspielen versuchen, und bei dieser dadurch nicht nur ein (unberechtigtes) Gefühl der Eifersucht, sondern von ihrem Standpunkte aus das berechtigte wecken, die ärztliche Behandlung führe letzten Endes zu einer seelischen Lösung von der Familie.

Das Bestreben des Seelenkundigen wird einerseits dahin gehen, zu beraten, ohne zu drängen; zu leiten, ohne zu zwingen; andrerseits den Kranken zur Selbständigkeit und Selbstbestimmung zu erziehen, ihn von der Person des Arztes, und seiner Führung loszulösen.

Ist es zu Beginn der Behandlung (beispielsweise eines hochgradig entkräfteten, nervösen, unselbständig und unsicher gewordenen Menschen) unsere Aufgabe, den geschwächten Körper zu stärken, alle Reize und Erregungen auszuschalten, so ist späterhin Weichheit, Rücksichtnahme, Nachgiebigkeit abzulösen durch sorgfältig abgestufte, an Kraft und Energie zunehmende, abhärtende Behandlung.

Ich pflichte einem unserer erfolgreichsten Psychotherapeuten vollkommen bei, wenn er zu lange dauernde Sanatoriumsbehandlung bei gewissen Krankheitsfällen verwirft, und als Aufgaben der ärztlichen Behandlung nicht Fernhaltung aller den Kranken störenden Einflüsse, sondern das Bestreben sieht, ihn fähig zu machen, sie zu ertragen. Von diesem Gesichtspunkt muß auch jede hypnotische Behandlung ausgehen; dann wird sie niemals zu einer den Willen des Kranken schwächenden Abhängigkeit führen.

Sie wird auch jene andere Klippe vermeiden: Allgemeine (und

darum unerwünschte) Erhöhung der Suggestibilität, an welche vornehmlich bei der Behandlung von sogenannten Hysterischen gedacht werden muß.

Eine einseitige, nur auf die Beseitigung bestimmter krankhafter Erscheinungen zielende Hypnose kann sicherlich zu einer weitgehenden Beeinflußbarkeit der ganzen Persönlichkeit führen. Dies ist leicht zu vermeiden, wenn der Kranke entsprechend psychopädagogisch im Wachzustande behandelt und aufgeklärt, wenn er nicht als eine hypnotische suggestiv bewegte Maschine, sondern als ein vernunftbegabtes Wesen behandelt wird, dem der Arzt erklärt, was er will, und was er, der Kranke, wollen muß.

In einer Arbeit hat Ziehen geschrieben: »Leider wird sie (die pädagogische Psychotherapie) in überaus vielen Fällen völlig versäumt.« (Urban und Schwarzenburg, Psychotherapie. Wien, Berlin 1918.)

Ein solches Versäumnis wird jedem Hypnotiseur begegnen, der Willensrichtung mit Willensunterdrückung gleichsetzt.

Ich habe gesagt: »Einengung des Bewußtseins und Ausschaltung des Willens erhöhen die ursprünglich vorhandene Beeinflußbarkeit um ein Vielfaches«. Was unter Ausschaltung des Willens gemeint ist, wird jedem aufmerksamen Leser klar geworden sein.

Um aber jedem Mißverstehen vorzubeugen, soll nochmals betont werden: Bei der Durchführung einer hypnotischen Behandlung gibt es keinen stärkeren und keinen schwächeren Willen, gibt es keinen, der befiehlt und der gehorcht; vielmehr soll der Kranke sich den zu treffenden Maßnahmen in der gleichen Weise unterwerfen, wie er dies bei jeder ärztlichen Behandlung tun muß, um sie zu einer erfolgreichen zu machen. Der Erfolg ist nicht dadurch gegeben, daß die Hypnose gelingt, und infolge der durch sie erhöhten Beeinflußbarkeit diese oder jene krankhafte Erscheinung zum Verschwinden gebracht wird, er ist nur dann gegeben, wenn die fortgesetzte hypnotische Behandlung auf die ganze Persönlichkeit zweckentsprechenden Einfluß nimmt, oder (für viele Fälle das bessere Verfahren) an die hypnotisch-suggestive die wachsuggestive Behandlung angeschlossen wird. Die Vereinigung dieser beiden Methoden zeitigt die besten Wirkungen. Sie ist auch geeignet, bei der Erziehung von jugendlichen Personen angewendet zu werden. (Willensschwäche, Unaufmerksamkeit, Onanie usw.)

Umfang und Grenzen der Hypnose.

(Bemerkungen über die Prophylaxe des Morphinismus.)

Jede Heilbehandlung hat ihre bestimmten Grenzen, und ist nur in einem gewissen Umfange brauchbar.

Die Anwendung der Hypnose erfordert — dies dürfte aus den allgemeinen Darlegungen mit genügender Klarheit erkennbar gemacht worden sein, kritische Überlegung und sorgfältige Indikationsstellung, nicht weil die Hypnose als solche Anlaß zu irgendwelchen Bedenken gibt, sondern weil sie eben auch kein Allheil-, sondern nur ein Mittel ist.

Daß sie ein ausgezeichnetes darstellt, besonders bei den Psychoneurosen, darauf haben wir die Aufmerksamkeit bereits hingelenkt. Auf dem Gebiete der Psychoneurosen sind der Hypnose tatsächlich nur jene Grenzen gesteckt, welche in der Eigenart des Kranken (nicht der Krankheit), und der des hypnotisierenden Arztes (nicht der Hypnose), begründet sind.

Das heißt: Jede Psychoneurose kann der hypnotischen Behandlung unterworfen, nicht jede aber wird durch sie geheilt werden. Das Gleiche gilt für die Aufklärungs-, Überredungs-, für die psychoanalytische wie für die synthetische, kathartische und Wachsuggestionsbehandlung. Jede gute Waffe kann zum Angriff verwendet werden, nicht jeder Kämpfer aber wird sie in gleich erfolgreicher Weise anzuwenden verstehen. Aus dem Erfolg oder Mißerfolg dürfen wir keinen Schluß auf die Güte der Waffe ziehen.

Bei der hypnotischen Behandlung der Psychoneurosen muß, um Dauererfolge zu erzielen, jene Seite ihrer Wirksamkeit beachtet und angewendet werden, welche ich die psychopädagogische im engeren Sinne des Wortes nennen möchte. Auf die unbedingt notwendige engste Verknüpfung von Heil- nnd erzieherischer Wirkung haben wir ebenfalls bereits hingewiesen.

Die Anwendungsmöglichkeiten der Hypnose sind aber damit keineswegs erschöpft. Sie vermag vielmehr auch auf symptomatische Weise sehr Wertvolles zu leisten.

Trotz meiner kritischen Stellungnahme messe ich ihr gerade auf diesem Gebiete vielleicht größere Bedeutung bei, als auf demjenigen, das ihr gemeinhin zugewiesen wurde und wird.

Hier muß den Gegnern der Hypnose der Vorwurf gemacht werden, daß sie den bezüglichen zahlreichen Veröffentlichungen im In- und Auslande die ihnen gebührende Beachtung nicht geschenkt haben.

Es ist nur selbstverständlich, wenn Mitteilungen, daß genuine Epilepsie durch Hypnose geheilt wurde, der Nichtbeachtung oder schärfsten Ablehnung begegneten. Eine Auseinandersetzung mit einem Hypnotiseur, der psychogene Krampfanfälle mit Epilepsie gleichsetzt, oder dem vielleicht bei der Erhebung seines Befundes ein noch größeres Mißgeschick begegnete, ist zwecklos. Aber Kritiklosigkeit des einen oder anderen in der Hypnose vielleicht sehr bewanderten, in der Diagnostik aber dilettierenden Arztes sollte nicht zu der fast allgemeinen Ablehnung der feststehenden Tatsache führen: daß auch organisch bedingte Leiden, daß alle Arten von Schmerzen vorübergehend, daß chronische Vergiftungen (Alkoholismus, Morphinismus) auch dauernd durch Hypnose beeinflußt werden können.

Die größeren Abhandlungen über die Hypnose zeigen demjenigen, der sich auf diesem Gebiet eingehend unterrichten will, daß jeder schmerzgeplagte Mensch Linderung gewinnen kann durch die Hypnose, falls es gelingt, diese herbeizuführen.

Widerspruch oder Zweifel wird diese durch zahllose Erfahrungen bewiesene Tatsache nur bei denjenigen finden, die den psychophysischen Parallelismus (rein ärztlich gesprochen) ungenügend bewerten. Es gibt keinen (organisch bedingten) Schmerz, der völlig frei wäre von seelischen Begleiterscheinungen. Die »psychische Komponente« wird je nach Alter, Erziehung, Willensstärke, besonderer Veranlagung, stärker oder geringer ausgeprägt sein, fehlt aber niemals gänzlich. Für denjenigen, welcher dieser Ansicht nicht beizupflichten vermag, empfiehlt es sich, die folgenden Seiten zu überschlagen. Wer ihr aber bedingt oder unbedingt beipflichtet, der wird bei einigem Nachdenken zugeben, daß besonders für die in der allgemeinen Praxis tätigen Ärzte ein Eindringen in diese Fragen umso notwendiger ist, als sie gerade ihnen jeden Tag vorkommen können.

Eine eingehendere Würdigung der durch die Hypnose möglichen Beeinflussung nach der Seite der Beruhigung und Schmerzlinderung hin bietet die Möglichkeit, mancher Morphiumspritze zu entraten, manchem Morphinismus vorzubeugen.

Die schmerzstillende Wirkung gewisser Alkaloide ist ein Segen; ihre euphorische Wirkung, welche zur Angewöhnung führt, ist ein Fluch für die Menschheit.

Deutschland beherbergte schon vor dem Kriege eine Anzahl von Morphiumkranken, welche in ihrer Bedeutung nicht annähernd beachtet wurde. Eine tatkräftige Behandlung des Morphinismus, welche auf seine Heilung ausgeht, erfordert ebensolche gesetzgeberische Maßnahmen, wie der Alkoholismus. Auf letzterem Gebiete wurde ein großer Fortschritt erzielt. Die von mir vor vielen Jahren empfohlenen gesetzlichen Bestimmungen, welche es allein ermöglichen, mit Hilfe der Pflegschaft oder Entmündigung eine so lang dauernde Behandlung durchzuführen, bis der Morphiumkranke jene körperliche und seelische Kraft wiedergefunden hat, welche ganz allein geeignet ist, ihn vor Rückfällen zu bewahren, kamen nicht zur Durchführung. Aber auch wenn das Auge des Gesetzgebers etwas nicht sieht, kann dieses Etwas dennoch vorhanden sein. (Siehe: »Abschnitt über Vergiftungen« in Vogts Handbuch der Therapie der Nervenkrankheiten. Verlag Fischer, Jena 1916.)

Von diesem Vorhandensein sind diejenigen, deren Beruf ihnen den entsprechenden Einblick bietet, längst überzeugt. Der Krieg und seine Folgen haben neben dem Morphinismus dem noch verhängnisvolleren Kokainismus eine äußerst bedenkliche Ausbreitung verschafft. Vereint mit dem Alkoholismus, der Syphilisation, und als unmittelbare Folge der Blockade — der Tuberkulose — muß dem Morphinismus und Kokainismus eine umso größere Beachtung geschenkt werden, als seine Erscheinungen nicht so offenbare, auch nicht so bekannte sind, wie die jener anderen Volkskrankheiten, von welchen wir die eine (Syphilis) fast mit Sicherheit heilen können, wenn die Behandlung rechtzeitig stattfindet, von welchen die andere (die Alkoholgefahr) zurzeit glücklicherweise nicht so ins Gewicht fällt, als in der Vorkriegszeit. Morphium- und Kokainsucht haben außerdem eine Eigentümlichkeit, welche sowohl die Vorbeugung, wie die Behandlung (Heilung) in hohem Grade erschwert, insofern die von diesen Krankheiten Befallenen eine Art abgeschlossener Gemeinde bilden (in ähnlicher Weise wie die Homosexuellen). Einer verführt den anderen, gibt ihm seine heimlichen Bezugsquellen an. So gut wie niemals gelingt es dem behandelnden Arzte, hierüber etwas zu erfahren. Zahlreiche Geschäfte, denen die Anschriften der Morphinisten bekannt sind, treiben einen ausgedehnten Handel mit diesen Giften, welche in ausgehöhlten Spazierstöcken, zwischen den Einbänden von Büchern, in Zuckerwerk usw. eingeschlossen, versendet werden. Diesem seit jeher blühenden »legitimen« Geschäftsverkehr, hat sich, dem Zuge der Zeit folgend, der Schleichhandel beigesellt, der noch größeres Unheil stiftet, und bereits die Straße als

Verkaufsort benützt. Mit diesen Andeutungen begnüge ich mich, denn
sie reichen aus, um zu beweisen, daß jeder Arzt, der seinerseits
ohne absolute Indikation, ohne zwingende Notwendigkeit
Morphium verabfolgt, unvorsichtig oder fahrlässig handelt.

Um dies näher zu erläutern, braucht nur auf folgendes hingewiesen zu werden: Besäße das Morphium (und die verschiedenen
Ersatzmittel, welche insofern sie der gleichen Alkaloidgruppe angehören, den gleichen Bedenken begegnen müssen), nur eine schmerzstillende Wirkung, so gäbe es so gut wie keinen Morphinismus.
Zur Angewöhnung, zur Sucht führt, wie bereits gesagt, die durch
das Morphium erzeugbare Euphorie. Wir sind nicht imstande, dem
Kranken, der sich wegen eines schmerzhaften Leidens in unsere
Behandlung begibt, »anzusehen« erstens, ob die euphorische Teil-
wirkung des Morphium (und Kokain) bei ihm auftreten wird, zweitens,
ob er ein willensstarker oder willensschwacher Mensch ist. Alle
Kenner der Morphium- und Kokainsucht stimmen darin überein, daß
diejenigen Kranken am gefährdetsten sind, bei denen eine Willensschwäche von Hause aus besteht (primär vorhanden ist), oder welche
durch langdauernde Schmerzen, welche dann immer zu Schlafstörungen führen, in ihrem seelischen Kräftezustand heruntergekommen sind (sekundäre Willensschwäche). Die Frage: Werden alle
jene Kranke, welche (oft durch Schuld der Ärzte oder Pflegepersonen)
im Verlaufe schmerzhafter Krankheiten (Gallensteinleiden, Ischias,
Neuralgien anderer Art, Schmerzen nach Operationen, Kriegsver-
letzungen) zu lange mit Morphium behandelt werden, Morphinisten? ist mit Nein zu beantworten. Manche von ihnen entsagen dem Morphium, wenn das Grundleiden geheilt ist. Das
sind diejenigen, welche Willensstärke besitzen, oder welche die
euphorische Wirkung des Morphiums nicht in ausgeprägtem Maße
empfunden, oder wenn sie sie empfunden haben, die Spritze niemals selbst in die Hand bekamen und erst nach vollendeter Heilung und mehrwöchentlichem Aufhören jeder (auch der medikamen-
tösen) Behandlung aus dieser entlassen worden sind. Wer aber
die euphorische Wirkung an sich erfahren hat, und willensschwach
war, oder geworden ist, der ist dem Morphium (Kokain, Opium,
Alkohol, Äther) verfallen. Er greift zu diesem Mittel, nicht weil er
Schmerzen hat, sondern weil er sich verstimmt fühlt, weil er eine
Gesellschaft besuchen will, oder soll, in welcher er wegen seines
wirklich, oder nur eingebildet schlechten Befindens, wegen Ermüdung,
wegen geistiger Schlaffheit eine ungünstige Rolle zu spielen fürchtet.
Er greift zur Spritze, wenn ihn ein Kummer bedrückt, wenn er eine

Tat vollführen soll, zu welcher er in sich die Entschlußkraft nicht findet, wenn er eine Enttäuschung erlebt, eine schlaflose Nacht verbracht, wenn er seine Geliebte, seine Geldbörse verloren, oder einen Katzenjammer im wahrsten Sinne des Wortes hat.

Somit sollen wir, wenn wir ursächlich vorgehen wollen, den Versuch machen, Schmerzen zu bekämpfen, ohne zum Morphium zu greifen. Haben wir es aber mit dem bereits ausgebildeten Morphinismus zu tun, so müssen wir den Quellen der Morphiumsucht nachspüren, und diese, nachdem wir sie erschürft haben, verstopfen.

Diese seelisch bedingte Ursache werden wir auch durch die sicherste Verwahrung des Morphiumkranken in einer geschlossenen Anstalt, zu welcher es bekanntlich in den meisten Fällen nicht kommt, nicht ausschalten. Wir werden keine Heilung, sondern besten Falls eine Entziehung erreichen.

Gelingt es bei schmerzhaften Leiden mit Hilfe der Hypnose Linderung herbeizuführen, und das Morphium zu vermeiden, so verschütten wir damit eine der ergiebigsten Quellen des Morphinismus. Einem schmerzgeplagten Menschen können wir (von den außergewöhnlichen Naturen abgesehen, die »durch die Macht ihres Gemüts« ihrer krankhaften Empfindungen Herr zu werden verstehen — Kant-Hufeland) seine Schmerzen weder durch Aufklärung noch durch Überredung nehmen, oder lindern, wohl aber mit Hilfe der Hypnose.

1. Eine junge Frau, welche an degenerativer Ischias litt, und infolge der Schmerzen, der durch diese bedingte Schlaflosigkeit an Morphium gewöhnt worden war, machte ich durch Hypnose für mehrere Stunden im Tage schmerzfrei. Der Morphiumgebrauch hörte auf.

2. Eine 45jährige Frau mit Hemichorea war durch ihre motorische Unruhe stark heruntergekommen; ich hielt sie halbe Tage lang im Schlaf, während welchem die Zuckungen aufhörten. Die Kranke nahm 36 Pfund zu, und kam »geheilt« zur Entlassung. Mehrere Monate später wurde sie wegen schweren Rückfalls wieder in die Klinik aufgenommen, und starb bald darauf. Wie die Autopsie ergab, handelte es sich um eine durch eine Geschwulst (also organisch) bedingte Hemichorea. Der Tumor saß in dem motorischen Zentrum. Dieser Fall, der gleichzeitig von mehreren Ärzten beobachtet wurde, zeigt deutlich, daß auch bei organisch bedingten Zuständen eine funktionelle Komponente vorhanden sein kann, welche seelisch beeinflußbar ist.

Zur Heilung nervöser Störungen stehen uns die verschiedensten,

mehrfach besprochenen und wohlerprobten Behandlungsarten zur
Verfügung. Zur Beeinflußung der Schmerzen bei Krankheiten, welche einer Operation nicht zugänglich sind, können
wir uns außer den schmerzlindernden Medikamenten nur der
Hypnose bedienen.

Wir haben aber noch einer anderen Überlegung zu folgen.
Gerade der Nervöse ist durch die Schwierigkeiten des Daseins-
kampfes (zumal unter den heutigen Verhältnissen) weit mehr ge-
fährdet, als der Nervenstarke. Er ist von Stimmungen in hohem
Maße abhängig. Seine Beschwerden veranlassen ihn, lange bevor
er einen Arzt, und die ihm unangenehmste Instanz, den Nervenarzt
aufsucht, ein Mittel nach dem anderen zu versuchen. Kaum jemals
gelingt es ihm, mittels dieser Selbstbehandlung gesund zu werden.
Infolgedessen läßt er sich von Bekannten, von Kurpfuschern und
medizinischen Schriften beraten, und wenn er auch nun keinen Erfolg sieht, wendet er sich an den Arzt. Es wird ihm ein Beruhigungsmittel oder eine Erholungsreise, oder ein Sanatorium empfohlen.
Findet er in letzterem einen erfahrenen Seelenarzt, so endet seine
unglückselige Wanderschaft. Andernfalls beginnt sie aufs neue. In
der langen Zwischenzeit hat sich das Krankheitsgefühl in sein Bewußtsein eingegraben, derart verankert, daß durch die Umwandlung der
Persönlichkeit die Heilungsaussichten weit ungünstiger geworden
sind, als sie der Krankheit an sich entsprechen.

Worin also wird so häufig gefehlt?

In dem Übersehen des Grundsatzes: Die Behandlung der
erwähnten Zustände muß eine psychische, nicht phar-
makologische sein.

Ist die erstere versäumt worden, und letztere eingetreten (und
eingerissen), so wird eine Entwöhnung im wahren Sinne des Wortes
nur durch allgemeine Behandlungsmaßnahmen, unter welchen die
Psychotherapie an erster Stelle stehen muß, herbeigeführt werden
können. An sich heilbare Fälle wird es zu heilen gelingen
müssen. Von allen psychotherapeutischen Behandlungsarten wird
in solchen Fällen die hypnotische am seltensten versagen; denn
gerade bei dieser Art von Kranken handelt es sich darum, ihren
Bewußtseins- und Vorstellungsinhalt einzuengen, um ihn für jene
Beeinflussung zugänglich zu machen, welche auf Bekämpfung der
letzten Endes oftmals nur aus Hypochondrie und Willensschwäche
stammenden Störungen beruhen.

Leider zeigen sich die der hypnotischen Wirksamkeit gezogenen
Grenzen auf diesem Gebiete in besonderer Stärke. Sie sind gegeben

durch das Können des Arztes, und durch das Wollen bzw. Wollen-Können des Kranken.

Der Arzt, der über besondere Fähigkeit, die Hypnose durchzuführen, über besondere suggestive Eigenschaften verfügt, sieht sich bei der, wenn auch vielleicht nur symptomatischen Bekämpfung schmerzhafter Krankheiten den dankbarsten Aufgaben gegenübergestellt. Denn was könnte ihm *größere Befriedigung* gewähren, als einem schmerzgeplagten Menschen d u r c h e i g e n e K r a f t o h n e M i t w i r k u n g d e s C h e m i k e r s Linderung zu geben. Letztere Methode ist allerdings einfacher und bequemer. Die andere Schwierigkeit liegt in dem Kranken, bzw. in der Krankheit. Ersterer wird zur Zeit eines stärkeren Schmerzanfalls nicht leicht, unter Umständen überhaupt nicht zu hypnotisieren sein, denn der Schmerz hindert ihn daran, die meist unerläßliche Vorbedingung zu erfüllen: Die Aufmerksamkeit anzuspannen. In solchen Fällen wird die erste Hypnose zu einer Zeit relativen Wohlbefindens zu beginnen sein.

Sind aber dauernd heftige Schmerzen vorhanden, und erscheint es dem Kranken nicht möglich, diese zu ertragen, dann empfiehlt sich die Verabfolgung eines Narkotikums (möglichst nicht Morphium) und mit dem Beginn der sichtbar werdenden Wirkung die Einleitung der ersten Hypnose. Ist diese gelungen, so ist der Erfolg gegeben, spätere Hypnosen werden bereits ohne medikamentöse oder jedenfalls mit viel kleineren Gaben, als sonst gegeben zu werden pflegen, gelingen. Eine Vereinigung von Hypnose und schmerzbetäubenden oder schlaferzeugenden Mitteln halte ich nur in solchen Fällen, also bei Kranken mit schmerzhaften Leiden, für angezeigt.

Wenn wir von der begrenzten Wirksamkeit der hypnotischen Behandlung, von der Notwendigkeit der selbsttätigen Mitwirkung des Kranken, von seinem Wollen-Können sprechen (Wagner, v. Jauregg hat sehr treffend von Nicht-Wollen-Können und von Nicht-Können-Wollen gesprochen), so muß darauf hingewiesen werden, daß wir bei an sich heilbaren Kranken jede seelische Behandlung, also auch die hypnotische, dann scheitern sehen werden, wenn ein Heilwille überhaupt oder nicht mehr vorhanden ist, wenn es uns nicht gelingt, die (meist angeborene) Willensschwäche, die Enttäuschung über zahlreiche vorher mißlungene Heilversuche, die Resignation des von der Unheilbarkeit »seines« Leidens überzeugten Kranken zu bekämpfen, oder wenn es sich um leicht schwachsinnige, debile Naturen handelt, die wohl Suggestionen sehr zugänglich sind, bei denen aber die mit der suggestiven Behandlung zu vereinigende psychopädagogische keinen Ankergrund findet.

Auf die aktive oder passive Resistenz gewisser Versicherungs-
nehmer oder Rentenempfänger gehen wir nicht ein.

Sehen wir von dem Morphinismus als Teilerscheinung einer
degenerativen Veranlagung ab, ebenso von jenem, der mit und im
Anschluß.an schmerzhafte Leiden auftritt, so finden wir ihn weiterhin' als' Folgezustand der psychogenen Schlafstörungen im engsten
Sinne des Wortes. Diese betrachte ich nur als eine relative Indikation
für' die' Anwendung der Hypnose, da es bei zahlreichen Psych-
asthenikern auch mit Hilfe der anderen seelischen Behandlungsarten
gelingen wird, sie zu heilen.

Im wesentlichen wird es wiederum von der Technik des Arztes
abhängen, in kurzer Zeit auch die schwersten Fälle chronischer
Schlafstörungen hypnotisch zu heilen. Ein näheres Eingehen hierauf
entspricht nicht dem Zwecke dieser Arbeit. Ich beschließe diesen
Absatz mit einem kurzen Hinweis darauf, daß Überempfindlichkeit
gegen gewisse Arzneimittel, wie gegen Speisen (Idiosynkrasie) so
gut wie gar nicht anders als auf hypnotisch-suggestivem Wege beseitigt werden können. Außer den bekannten Fällen, in welchen
nach dem Genuß von Krebsen, Him- und Erdbeeren usw. Haut-
ausschläge, zuweilen so starke Störungen auftreten, daß die von
ihnen Betroffenen auf diese, immerhin leicht entbehrlichen Genuß-
mittel verzichten müssen, kann ich aus meinen eigenen Beobachtungen
solche anführen, bei denen trotz wiederholter, mit größter Energie
angestellter Versuche, Äpfel in rohem oder gekochtem Zustande,
daß Fische, Milch.und Butter (also hochwertige, nicht leicht ent-
behrliche Stoffe) nicht vertragen wurden.

Unter anderen behandelte ich einen Kranken, welcher reine
Butter überhaupt nicht, mit Butter bereitete Speisen nur schwer
vertrug, nachdem er als Kind zu ihrem Genusse gezwungen worden war.

Der Seltenheit wegen erwähne ich noch einen Fall von schwer-
stem Heufieberasthma, den ich durch Hypnose fast beschwerdefrei
.gemacht habe. Das Heufieber ist ein Zeichen nervöser Überempfindlichkeit (der Schleimhäute); darum der hypnotisch-suggestiven
symptomatischen Behandlung sehr wohl zugänglich.

Die Beziehungen der Hypnose zur Chirurgie.

Wenn die Erscheinungen der Hypnose und ihre Wirkungen
weiteren Ärztekreisen (u. a. durch Lehrkurse, im Seminar) zugänglich gewesen oder gemacht worden wären, so hätten diese Be-

ziehungen zum Nutzen der Kranken außerordentlich enge sein können. Wertvolle Abhandlungen, aus verschiedenen Ländern stammend, sind, nachdem sie zuerst Beachtung — und Widerspruch fanden, dem schlimmsten Schicksal, der Vergessenheit verfallen. Aus dieser wurden sie immer wieder in Facharbeiten über die Hypnose hervorgeholt, ohne daß sich an dem erwähnten Schicksal viel geändert hätte. Dieser Umstand kann mich nicht abhalten, die Zahl der erfolglosen »Erwecker« zu vermehren, und darum gebe ich eine gedrängte, keineswegs lückenlose geschichtliche Übersicht.

Zur Vornahme — und zum Ertragen großer Operationen gehörte vor der Einführung der Narkose eine Kühnheit und seelische Kraftentwicklung, von der wir uns heutigen Tages, da sehr viele nicht einmal die Entfernung eines Zahnes ohne wenigstens örtliche Betäubung (bedauerlicherweise) auf sich nehmen, kaum eine Vorstellung zu machen vermögen.

Der »Wunsch« und das Streben nach betäubenden Mitteln ist aber allen Zeiten gemein gewesen.

So reichen Versuche, schmerzhafte Eingriffe durch Unemdfindlichmachung des Kranken für diesen schmerzlos oder erträglich zu gestalten, in das Altertum zurück. Die Chinesen, (welche, wie Ku Hung Ming richtig sagt, sich gegen die europäische Belehrung zu verwahren berechtigt sind), kannten Jahrhunderte vor unserer Zeitrechnung die lähmenden Wirkungen des Hanfs und der Manhagorawurzel. Auch die Ägypter brachten gewisse einschläfernde Mittel zur Anwendung.

Ob ihnen die Herbeiführung einer regelrechten Narkose gelungen ist, vermag ich nicht zu sagen. Den mittelalterlichen Ärzten scheint sie nicht bekannt gewesen zu sein.

Reizvoll und psychologisch bedeutsam wäre es, wenn wir etwas über die Schmerzempfindlichkeit der alten Völker erfahren könnten.

Da sich dies nur durch Vergleich ermöglichen ließe, so kann dieser Wunsch Erfüllung nicht finden. Aus diesem Grunde erscheint es mir nicht angängig, wenn öfter von der größeren Widerstandsfähigkeit früherer Geschlechter gesprochen wird.

Sie mußten bei Operationen oder nach Verletzungen die Schmerzen ertragen, ebenso wie auch im Zeitalter der Narkose schwere Eingriffe ohne diese vorgenommen werden, wenn gewisse Verhältnisse dazu zwingen. Darüber kann aber Meinungsverschiedenheit kaum herrschen, daß die Chirurgie zu ihren Erfolgen nur mit Hilfe der Narkose kommen konnte.

Somit bedeutete die Einführung des Stickstoffoxyduls (Lachgas) 1772 durch Pristley eine große Tat, eine noch größere die Entdeckung der Äthernarkose.

1831 stellte Liebig (Gießen), und zu gleicher Zeit ein Franzose das Chloroform her, welches von Simpson zum Zwecke der Narkotisierung angewendet wurde, und die weitgehendste Verbreitung gewann. Damit begann einer der ruhmvollsten Abschnitte der Chirurgie. Vereinzelte Todesfälle blieben dafür maßgebend, jede Narkose besonders vorsichtig einzuleiten, und ihren Ablauf zu verfolgen; manche Ärzte sahen sich durch jene tragischen Zwischenfälle veranlaßt, zur Äthernarkose zurückzukehren. Vielfach wurde und wird ein Gemisch von Chloroform und Äther, in letzter Zeit vereinigt mit der Zuführung von Sauerstoff gebraucht, so daß von einer »Gefährlichkeit« der Narkose heute nicht gut mehr die Rede sein kann.

Als gefahrlos kann sie aber nicht bezeichnet werden. Darum wurde die örtliche »Anästhesie« (ebenso der Skopolamin-Morphium-Dämmerschlaf) mehr und mehr ausgebaut und angewendet. (Vgl. S. 91 ff.)

Lange aber bevor die Narkose bekannt und eingeführt worden war, wurden Eingriffe an und bei Hypnotisierten vorgenommen. Die Hypnose war das Frühere, die Narkose das Spätere. Es ist nicht ganz verständlich, wie es kam, daß sich die Chirurgie dieses Hilfsmittels in neuerer Zeit so gut wie nicht erinnert und bedient hat. Denn nachdem die Tatsache, daß bei Hypnotisierten herabgesetzte bis aufgehobene Schmerzempfindlichkeit beobachtet wird, feststehend war, so lag es nahe, die auf hypnotischem Wege erzeugbare Analgesie in der Chirurgie zu ·verwenden. Und zwar lag dies umso näher, als die zu Eingang dieses Abschnitts erwähnten Abhandlungen praktische Unterlagen boten, wie beispielsweise die Mitteilungen von Menath de Chesenais, Tatzel, Schmeltz (Entfernung eines Mammasarkoms während der Hypnose in einstündigem Eingriffe), Bourdon (Operation eines Fibroms der Gebärmutter).

Schon vor Braid, auf dessen bedeutsamen Einfluß wir noch zurückkommen werden, war die Hypnose in der kleinen Chirurgie angewendet worden. Nach seinen Veröffentlichungen hat dann in großem Umfange Esdaile (seit 1845) mehrere hundert große chirurgische Eingriffe in suggestiv erzeugter Analgesie auszuführen gewagt. Hierbei hat es sich also nicht um Entfernung von Zähnen oder Spaltung einer kleinen Eitergeschwulst, sondern um Absetzung von Gliedmaßen, Auslösung großer Wucherungen usw.

gehandelt. Wenn die Angabe (ich entnehme diese dem bereits erwähnten Werke von Hirschlaff), daß Esdaile nur 5 ½ % Todesfälle zu beklagen hatte, richtig ist, so wäre es wohl angezeigt gewesen, dieser Mitteilung recht große Beachtung zu schenken.

Van Renterghem berichtet über die Hautdeckung eines
schweren Dammrisses, ausgeführt in leichter Hypnose; anderen gelang die Einrichtung von Brüchen und Verrenkungen, gelangen
schmerzlose Entbindungen bei Hypnotisierten.

Diese Erfolge haben wohl darum so wenig Aufmerksamkeit
erregt, weil ihrer Verbreitung und Anerkennung die Geschichte der
Hypnose hindernd im Wege stand. Für viele war und ist diese
ein Zweig okkulter Wissenschaft, darum kann es nicht allzusehr
wundernehmen, daß man ihre Früchte — im Verborgenen —
weiterblühen ließ. »Nicht allzusehr« — einigermaßen verwunderlich
ist es doch, daß sich die Chirurgie und Gynäkologie für eine ihren
besonderen Zwecken so außerordentlich dienliche Erleichterung,
welche zu einer wesentlichen Verminderung der Gefahr und Verantwortung geführt hätte, nicht oder nur ausnahmsweise einge-
setzt hat.

Die Narkose-Hypnose.

Wenn zwecks leichterer Herbeiführung der Hypnose ein Ein-
schläferungs- oder Betäubungsmittel gegeben wird, dann sprechen
wir von Narkose-Hypnose.

Bei einer hypnotischen Behandlung im engeren Sinne des Wortes
erachte ich die Verabfolgung von irgendwelchen einschläfernden
Mitteln für überflüssig, wenn nicht sogar darum verwerflich, weil
die durch die Hypnose zu erzeugende suggestive Beeinflussung dadurch insofern gestört werden könnte, als der Kranke die Wirkung
mehr dem Medikamente denn der Hypnose zuschreibt. Ich bin bei
meinen Hypnosen stets ohne solche unterstützende Maßnahmen
ausgekommen.

Wenn es sich aber um operative Eingriffe handelt, dann ist
die Vereinigung von betäubenden Mitteln (primär) mit der Hypnose
(sekundär) ohne Zweifel von erheblichem Vorteil. Hirschlaff (l. c.)
wandte Chloroform oder Äther, später Skopolamin in der Form des
Morphium-, Euskopol-Narkosegemisches an.

Die Narkose-Hypnose ist u. a. von dem Gynäkologen Hallauer,
dem Otorrhinologen Barth, dem Neurologen Rothmann, dem
Pädiater Gulliver, dem Chirurgen Mitchel erfolgreich angewendet
und empfohlen werden. Mitchel bediente sich der Hypnose auch

nach beendeter Operation, indem er auf suggestivem Wege die
Schmerzen nach dem Eingriff und die Schmerzerinnerung
bannte.

Die Hypnose als diagnostisches Hilfsmittel
in der Chirurgie.

Wir haben bei der Besprechung jener Krankheiten, welche infolge der mit ihnen einhergehenden hochgradigen Schmerzen zur
Morphiumsucht führen, auch der Neuralgien gedacht, und wollen
an dieser Stelle eine bestimmte Form herausgreifen, welche heutigen
Tages zwar nicht mehr so häufig wie früher zu schweren Irrtümern
und erfolglosen Behandlungen führt, immerhin aber in differentialdiagnostischer Beziehung besonderer Beachtung wert ist. Ich meine
die Gesichtsneuralgie. Die Fälle, in welchen der an Gesichtsneuralgie
Erkrankte, nachdem ihm der Zahnarzt einige oder alle Zähne, der
Chirurg den ersten, zweiten, dritten Ast des Trigeminus, manchmal
sogar das Ganglion Gasseri entfernt hatte, zwischendurch sehr häufig
Morphinist geworden war, seine Schmerzen nicht verlor, aber den
Morphinismus behielt, sind jedem Chirurgen und Neurologen bekannt. Weniger bekannt ist, daß es sehr zahlreiche Neuralgien gibt,
die ausschließlich psychogenen Ursprungs und einer
restlosen Heilung durch hypnotische Behandlung zugänglich sind.

Wie wenig Berücksichtigung diese ungemein wichtige Tatsache in der Praxis gefunden hat, erhellt am
besten daraus, daß Schultz noch 1916 Veranlassung
hatte, zu schreiben: »Jedenfalls stellt es sich nach dem
Stande unseres Wissens als eine schwere Unterlassungs-
sünde dar, wenn Kranke mit Neuralgien, ohne den Versuch der Hypnotherapie bei Versagen der Wachpsycho-
therapie eingreifenden Prozeduren, Operationen, chronischen Vergiftungen ausgesetzt werden«. (Handbuch
der Therapie der Nervenkrankheiten. Herausgegeben von Vogt.
Abschnitt: Hypnotherapie von Schultz, S. 179. Verlag Fischer,
Jena 1916.)

Forel empfahl mit Recht in allen unklaren Fällen die therapeutische Suggestion in der Hypnose als erstes, nicht als letztes
Mittel. Er berichtet unter anderem, daß eine wegen Magengeschwür
vorzunehmende Operation unterbleiben konnte, weil nach 6 Hypnosen Heilung eingetreten war.

Starck beschreibt (1896) den Fall einer 22jährigen Krankenschwester, welche zweimal wegen eitriger Mittelohrentzündung operiert worden war, bei der an eine Gehirnerkrankung gedacht wurde, als heftige Kopfschmerzen mit Schlaflosigkeit, Schwindel, Erbrechen und Gangstörungen auftraten. In der chirurgischen Klinik wurde von dem beabsichtigten Eingriff zunächst abgesehen, weil die Lokalisation ungenügend erschien und Stauungspapille fehlte.

Schultz, nach welchem ich Forels und Starcks Fall anführe (l. c. S. 169), bemerkt weiter, daß eine aus allein symptomatischer Indikation unternommene hypnotische Therapie diese Kranke bis auf leichte Kopfschmerzen beschwerdefrei und arbeitsfähig machte. Eine seit langem bestehende Amenorrhoe wurde gleichzeitig durch die suggestive Behandlung behoben.

Einer der lehrreichsten Fälle aus der älteren Literatur dürfte der von Sander sein. Bei einem jungen Mädchen, welches seinen Wohnort öfter wechselte, wurde wegen der »klassischen« Erscheinungen des Darmverschlusses viermal Laparatomie, jedesmal ohne Befund gemacht. Vor öfteren Eingriffen wurde die Kranke dadurch bewahrt, daß schließlich doch an die Diagnose »Hysterie« gedacht wurde.

Aus meiner eigenen Erfahrung möchte ich einige Fälle erwähnen, welche erweisen, wie notwendig es ist, bei unklaren Zustandsbildern daran zu denken, daß sie psychogen bedingt sein können:

1. Bei einem jungen kräftigen Mädchen zeigte sich in der linken Unterbauchgegend eine etwa gänseeigroße, gegen die Umgebung scharf abgegrenzte Geschwulst, welche operativ entfernt werden sollte. Als die Kranke auf dem Operationstische lag, verschwand diese Geschwulst vor Einleitung der Narkose.

2. Eine Frau, welche viermal geboren hatte, glaubte sich wieder in anderen Umständen. Die Menses hatten aufgehört, es trat Übelkeit auf, der Leibesumfang nahm zu. Die Frau litt seelisch unter der von ihr weder erwarteten noch gewünschten, ärztlich festgestellten Schwangerschaft in hohem Maße. Der Fall klärte sich erst, als die Geburt auch nach 10 Monaten nicht eintrat.

Der Wert der Hypnose als diagnostisches und differentialdiagnostisches Hilfsmittel ist seit langem wohl bekannt. Die zahllosen kriegsneurologischen Erfahrungen haben zur allgemeineren Erkenntnis viel beigetragen. Somit ist anzunehmen, daß man sich dieses einfachen Mittels in ausgedehnterem Maße als früher bedienen wird.

Nur muß man sich hüten, in das andere Extrem zu verfallen,

indem man unklare Fälle zu rasch durch die Diagnose »Psychische oder hysterische Erkrankung« »klären« zu können glaubt.

Hier möchte ich eines Falles gedenken (1919 beobachtet), der wegen seines tragischen Ausgangs besonders bemerkenswert ist.

Ein 22jähriges junges Mädchen, welches ich wegen epileptischer Anfälle behandelte, klagte nach einem Zeitraum vorzüglichen Allgemeinbefindens über sehr heftige, anfallsweise auftretende Kopfschmerzen. Ein von mir zugezogener, außerordentlich erfahrener Augenarzt fand an beiden Papillen einen Befund, den er für »auffallend« erklärte, ohne daß er ihm die Möglichkeit einer bestimmten Diagnose gegeben hätte. Eine zweite Untersuchung, welche mehrere Wochen später stattfand, veranlaßte einen zweiten Augenarzt, die Wahrscheinlichkeitsdiagnose »beginnende Stauungspapille« zu stellen, während ein dritter aus dem schwankenden perimetrischen Befund und den unklaren Angaben bezüglich der Farbenempfindung bei der (hochgradig nervösen) Kranken den Verdacht auf psychogene Störungen äußerte. Unsere Ansicht, daß es sich um einen Gehirntumor handle, wurde dadurch nicht wankend gemacht. Kurze Zeit vor der in Aussicht genommenen Operation trat der Tod ein.

Die Vertiefung in die Frage des Zusammenhanges von organischen Störungen und funktionellen, von der Überlagerung dieser beiden; der Vortäuschung organischer Leiden durch funktionelle; eine schärfere Umgrenzung des Begriffs von Hysterie, Neurasthenie, Hypochondrie (wie viele »Hypochonder« leiden an ernsten organischen Störungen!) müßte zu einer immer engeren Arbeitsgemeinschaft von Chirurgen, Gynäkologen, Internisten und Neurologen (bzw. Psychotherapeuten) führen. Die zunehmende Berücksichtigung der psychogenen Ursachenlehre wird unseren Kranken den größten Gewinn bringen. Sie wird manche zwecklose Operation und örtliche Behandlung vermeiden lassen; sie wird der Überspezialisierung Einhalt gebieten. Wenn wir uns der Beschränktheit unseres Wissens klar sind, und des Umstandes, daß die Zahl derjenigen Ärzte, welche die Medizin in ihrer Gesamtheit zu überschauen vermögen, durch die Zunahme unserer Erkenntnisse immer geringer wird, so werden wir darin, daß wir bei schwierigeren Krankheitsfällen die Verantwortung teilen, kein beschämendes Eingeständnis unseres begrenzten Könnens zu erblicken haben. Wie ich dies meine, geht aus folgenden Beispielen hervor:

1. 22jährige Frau (Beginn der Behandlung: 27. Mai 1919) schon in frühester Kindheit nervös gewesen; sehr jung verheiratet; Ehe

geschieden. Leichte Debilität. Hochgradige Beeinflußbarkeit. Im Anschluß an die Scheidung und weitere gemütliche Erregungen schwerer nervöser Zusammenbruch, dessen Folgen durch verschiedene Kuren nicht beseitigt wurden. Auf eine psychologische Darstellung des Falles gehe ich nicht ein, und bemerke nur, daß durch langdauernde hypnotische und wachsuggestive Behandlung eine weitgehende Besserung erreicht, insbesondere das bis dahin fehlende Muttergefühl (das Kind gemahnte die Kranke stets an seinen Vater und an die unglückliche Ehe) geweckt wurde. Da die Kranke immer wieder Klagen über starken Ausfluß und über Rückenschmerzen vorbrachte, veranlaßte ich sie, einen Frauenarzt in F. aufzusuchen. Nachdem dieser mehrere Male eine örtliche Behandlung durchgeführt hatte, erklärte er das Leiden für behoben. 2 Monate später berichtete sie aber, daß sie dieselben Beschwerden wie früher hätte. Zunächst beachtete ich diese Mitteilungen nicht, als sie aber immer wieder in gleicher Weise klagte, wies ich sie, um nichts zu versäumen, an einen zweiten Frauenarzt in Fr. Ich gebe sein Urteil wörtlich wieder: »Ich finde an den Genitalien keine pathologischen Veränderungen ... Ich möchte danach annehmen, daß es sich überhaupt um keine örtliche Erkrankung der Genitalien handelt, sondern um eine durch psychische, bzw. nervöse Störungen hervorgerufene Hypersekretion der Uterus- und Cervixschleimhaut. Die Kranke gehört, glaube ich, zu den Menschen, die sich sehr genau beobachten ... Immerhin wäre auch vielleicht eine Beeinflussung in der Richtung, daß der geringe Ausfluß überhaupt nichts zu sagen hat, und besser unbeobachtet bleibt, auch bei ihr nicht ganz unangebracht.«

Dieser Kollege hatte der Kranken und mir einen großen Dienst erwiesen, indem er jede Behandlung ablehnte, und durch seinen Befund meine Annahme sicherte. Die Kranke war, nachdem sie von anerkannt sachverständiger Seite über die Harmlosigkeit des Ausflusses aufgeklärt worden war, beruhigt, und ich konnte ihr mit gutem Gewissen erklären, daß wir uns um diese geringen Störungen nicht mehr zu bekümmern brauchten, und daß sie, dem Rate des Frauenarztes folgend, durch regelmäßige Spülungen die ihr lästigen Absonderungen selbst, ohne ärztliche Hilfe, bekämpfen könnte. Die Klagen der Kranken hörten auch auf. Eine Wiederholung der örtlichen Behandlung hätte voraussichtlich keinen Schaden gestiftet, obwohl die Fälle, in denen die nervösen Beschwerden dadurch gesteigert werden, nicht selten sind; aber die Vorstellung, daß ein wirkliches F r a u e n l e i d e n vorliege, wäre befestigt worden, sie hätte sich bei der zur Selbstbeobachtung neigenden Frau mehr und mehr in das Bewußtsein eingegraben.

2. 24jähriges Fräulein (am 28. August 1919 in meine Behandlung eingetreten); sehr nervöse, belastete Persönlichkeit, mehrmals Lungenerkrankung; im 21. Jahre »Krampfschmerzen in der Nabelgegend«. Diese traten später häufiger auf, zuletzt alle 8 Tage, und waren von Erbrechen begleitet. Im Oktober 1918 wurde in Danzig die Gallenblase mit 18 Steinen entfernt, und gleichzeitig ein Nabelbruch beseitigt. 7 Wochen nach dem Eingriff trat neuerdings Erbrechen auf. Nach einer längeren Pause wiederholten sich August 1919 die früheren Krampfschmerzen, und es kam zum Erbrechen von hellgelber, später grasgrüner Flüssigkeit.

Befund: Leib nirgends druckempfindlich, auch nicht die Narbe, welche gut verschieblich ist. Die Körperwärme ist leicht erhöht (Aftermessung 36,9—37,6), Lungenbefund verdächtig. Starke Psychopathie, Debilität, sexuelle Hyperästhesie (u. a. berichtet die Kranke, daß sie vom 6.—16. Jahre in einem Kloster erzogen und durch ihre Freundinnen nachts dauernd erschreckt worden sei). Sie leidet zurzeit noch an Angstzuständen. Ohne jemals hypnotisiert worden zu sein, fragt sie, ob ihr möglicherweise ein Gallensteinkolikanfall »anhypnotisiert« worden sei! Sie ist einer seelischen Angelegenheit wegen in dauernder Erregung. Wenn sie den Besuch ihres Verlobten erwartet, »bekomme sie Schmerzen im Leibe«.

Obwohl mir die Diagnose eindeutig erschien, ließ ich durch einen chirurgischen Kollegen den Befund nachprüfen.

Seine Mitteilung lautete: »Durch Palpation läßt sich kein positiver Befund erheben. Druckempfindlichkeit der Lebergegend nicht ausgesprochen. Eine Röntgenuntersuchung ließ ebenfalls keinen positiven Befund erkennen. Nierensteine sind nicht vorhanden. Erneute echte Gallenkoliken sind wohl nicht mit Sicherheit abzulehnen. Ich gebe aber vollkommen zu, daß bei der nervösen Patientin die Schmerzanfälle auch aus nervösen oder psychischen Anlässen heraus ausgelöst werden könnten.«

Ich konnte nun bei meiner Anschauung: psychogen fixierte Schmerzanfälle mit einer an Sicherheit grenzenden Wahrscheinlichkeit bleiben, wobei ich naturgemäß die Möglichkeit, daß durch Verwachsungen bzw. durch diese ausgelöste Beschwerden eine kleine organische Komponente gegeben sei, nicht völlig ausschließen will noch kann.

Jedenfalls bewirkte die Verordnung (von Kalomel-Extr., Strychn.-Bellad.-Pillen; Brom-Luminal; und Stahlbädern), daß sich die Kranke sehr wohl fühlte. Über die Dauer des Erfolges vermag ich nichts mitzuteilen, da ich weitere Nachrichten nicht erhalten konnte. Eine psychische Heilung halte ich bei dieser Kranken ihrer Debilität wegen für wenig wahrscheinlich.

Krankengeschichte von E. S.

Der Knabe wird mir am 11. März 1919 von zwei Kollegen, einem Internisten und Pädiater zugewiesen, nachdem, wie letzterer schreibt, die »früheren Behandlungen beinahe an groben Unfug« gegrenzt hatten.

Der zurzeit 11½jährige Knabe stammt von einer nervösen Mutter und einem sehr energischen, kräftigen, körperlich und seelisch hochgradig widerstandsfähigen Vater ab. Ein 10jähriger Bruder und eine 7jährige Schwester sind angeblich gesund. Die drei Kinder hatten unter der Kriegsernährung sehr zu leiden, die vieljährige Abwesenheit des im Heeresdienst tätigen Vaters beeinträchtigte die Erziehung.

E. lernte gut in der Schule. Im 5. Lebensjahre trat am rechten Oberschenkel eine schwere Osteomyelitis auf, welche eine Operation notwendig machte und mehrfache Rückfälle brachte. E. schonte das rechte Bein wegen »Schmerzen«, welche besonders heftig in der Narbengegend auftraten.

8 Jahre alt, erkrankte E. an Scharlach und Diphtherie. Die körperliche Widerstandsfähigkeit nahm ab. Gleichzeitig wurde das Kind reizbar und ungezogen.

Im 10. Jahre wurde er zur Erholung in einen Badeort gebracht. Als er zurückkehrte, konnte er das rechte Bein nicht beugen. Einige Monate später begann der rechte Arm, zuerst die Hand, dann der Unter-, und zuletzt der Oberarm »taub« und kalt zu werden. Zwischenzeitlich bestand öfter erhöhte Körperwärme. Im Herbst 1918 erkrankte E. an Grippe, einen Tag vor dem Fieberausbruch konnte der rechte Arm nicht bewegt werden. Seit dieser Zeit schlechter Schlaf mit Angstträumen, erhöhte Erregbarkeit.

3 Monate nach dem Eintritt der Ober- und Unterarmlähmung (nach Anlegung einer Stauungsbinde, welche aus mir nicht bekannten Gründen verordnet worden war), zeigte sich plötzlich die rechte Hand vollkommen gelähmt.

Befund: Der Knabe befindet sich im Zustand der Unterernährung. Er gibt klare Auskunft, macht geistig einen sehr guten Eindruck; leidet offenbar unter seiner schweren Beweglichkeitsbeschränkung, welche den Verkehr mit Altersgenossen unterbindet und ihn für den Schulbesuch (Schreiben unmöglich) untauglich macht. Das seelische Befinden wird hierdurch umsomehr gestört, als er ehrgeizig ist.

Der rechte Arm hängt in schlaffer Lähmung. Außer ganz geringen Bewegungen im Schultergelenk können selbsttätig keine ausgeführt werden. Die Hand ist vollkommen bewegungslos, kalt, verfärbt, empfindungslos. Fremdtätige Bewegungen sind solange möglich, bis sie durch das Auftreten unüberwindlicher Spannungen gehemmt werden. Die Wirbelsäule ist nach links ausgebogen. Der linke untere Schulterblattwinkel steht ab. Das rechte Bein ist im Kniegelenk festgestellt (totale Ankylose). Eine Bewegung ist selbsttätig und fremdtätig (bei einer bis an die Grenze des Zulässigen angewandten Kraft) vollkommen unmöglich. Der Unterschied der Masse beträgt zuungunsten von rechts gegen links 1 $1\frac{1}{2}$ cm. Das Bein ist kühl (nicht so kalt, wie der Arm), Ernährungsstörungen der Haut oder Nägel sind nicht vorhanden, die am inneren unteren Oberschenkel vorhandene alte Narbe mißt 17 cm, sie ist strahlig eingezogen, sehr druckempfindlich, ohne Reizerscheinungen.

Der Kranke geht mit steifem rechtem Beine, stark hinkend, die rechte Beckenhälfte ist gehoben, das rechte Bein (scheinbar) verkürzt. Beim Stehen und Gehen wird die ganze rechte Körperhälfte steif gehalten. Der rechte Arm zeigt beim Gehen keine Pendelbewegung, er hängt bewegungslos im Schultergelenk. Im Liegen gleicht sich die Beinverkürzung aus. Das Bein kann von dem Kranken nicht erhoben werden; fremdtätig gehoben und losgelassen fällt es herab.

Alle Reflexe ungestört. Von seiten der inneren Körperwerkzeuge ist nichts Krankhaftes festzustellen.

Sämtliche frühere Behandlungsarten hatten zu keinem Ergebnis geführt. Der Vater begann sich mit dem Gedanken abzufinden, daß sein Sohn ein Krüppel bleiben würde. (Eine um so härtere Lage, als er keine Möglichkeit sah, die Zukunft seines Kindes irgendwie sicherzustellen.)

Einer der Ärzte sah die Osteomyelitis als erste Ursache an; die späteren Fieberanfälle machten ihm eine chronische Septikämie und örtliche Tuberkulose (?) wahrscheinlich. Er fand Dämpfungsbezirke im Bereich der Niere, Leber und Milz (?). Ein anderer erkannte den Unterschied der primären osteomyelitischen und der sekundären Lähmungserscheinungen. Er warnte aber vor jeder Behandlung des rechten Beines, um ein Aufflackern der Knochenmarkeiterung zu vermeiden.

Der Kinderarzt erhob bezüglich des Armes den »psychogenen« Befund und empfahl gleich einem der Internisten nervenärztliche Behandlung. Die Ursache der Beinlähmung blieb ungeklärt.

Nachdem ich E. eingehend untersucht hatte, bestand für mich ein Zweifel an der psychogenen Art der Armlähmung nicht. Die oben mitgeteilte Vorgeschichte erschien mir aber nicht erschöpfend. Darum unterzog ich den Knaben in Abwesenheit des Vaters einer weiteren Ausforschung.

Zunächst behandelte ich vorsichtig die geschlechtliche Frage. Ich erzielte kein Ergebnis.

Nun ging ich auf den Aufenthalt in dem Badeorte ein, in welchem die Beinlähmung, angeblich nachts, und plötzlich aufgetreten war. Ich erfuhr folgendes: Der Knabe hatte beim Beten gelacht. Zur Strafe ließ ihn die Krankenschwester eine halbe Stunde lang vor dem Schlafengehen auf dem kalten Steinboden stehen. Er empfand diese Strafe als beschämend, regte sich darüber sehr auf, erzählte aber niemand etwas. Als er in der Nacht das Bein bewegen wollte, konnte er es weder heben, noch im Kniegelenk beugen.

Bevor ich dem Vater Hoffnung gab, erschien mir die Zuziehung eines Orthopäden erwünscht. Auf Grund einer sehr eingehenden Untersuchung schloß sich dieser meinem den Arm betreffenden Befund an. Die Kontrakturen und Spasmen faßte er als zerebrale auf, orthopädische Maßnahmen empfahl er solange nicht anzuwenden, bis erwiesen sei, ob die psychische Behandlung die »fast athetotisch zu nennenden steifen Haltungen der ganzen rechten Körperhälfte« zu beeinflussen vermöge oder nicht. (Prognose im ganzen höchst unsicher.)

Das Urteil des nicht nur auf dem Gebiete der Chirurgie und Orthopädie, sondern auch auf dem der Grenzfälle hocherfahrenen Kollegen zeigte den großen Ernst des Krankheitsbildes.

Bevor ich die Behandlung begann, erklärte ich dem Vater: der Arm wird sicher gebrauchsfähig. Die Erkrankung des Beines halte ich für schwerer. Bezüglich der Beeinflußbarkeit dieser Störung würde ich in 1—2 Wochen ein Urteil abgeben.

(Die Wiedergabe schwerer, bzw. unklarer Krankheitsfälle kann meiner Ansicht nach nur dann den beabsichtigten Zweck erfüllen, wenn man dem Leser die Möglichkeit bietet, den diagnostischen Zweifeln und Überlegungen zu folgen. Es liegt auch dann die Gefahr nahe, daß er meint, der Fall sei doch nicht derart, daß er der Diagnose besondere Schwierigkeiten bereitet hätte. Diese Ansicht ist vielleicht gerechtfertigt; denn der eine findet blitzschnell (intuitiv) die richtige Diagnose, der andere erst nach langen Überlegungen oder gar nicht.

Die von ihrer intuitiven Sicherheit Überzeugten mögen daher ohne Bedenken alle in dieser Arbeit mitgeteilten Fälle überschlagen. Die weniger Erfahrenen bitte ich, der umständlichen Auseinandersetzung weiterhin zu folgen, und sich der Tatsache bewußt zu bleiben, daß die Krankheit des kleinen E. bis zu einem gewissen Zeitpunkte teils nicht erkannt, teils erkannt, aber nicht geheilt wurde; daß sehr erfahrene Kollegen vor einer Behandlung des Beines, das die schwere organische Erkrankung in Gestalt einer 17 cm großen Narbe deutlich machte, abrieten.

I. Die Lähmung des Armes war eine allmählich von oben nach unten fortschreitende.

Zu I. Die den Arm betreffenden Überlegungen waren sozusagen sofort abgeschlossen. Die psychogene Natur des Leidens erhellte:

a) aus der Art der Entstehung (im Anschluß an eine Stauung);

b) aus dem Befund im engeren Sinne;

c) aus dem Fehlen der Pendelbewegung des Armes beim Gehen;

d) war die Annahme, daß die Kniegelenkserkrankung psychogen zu deuten ist, richtig, so lag hierin eine ausschlaggebende Unterstützung des auf den Arm bezüglichen Befundes.

Die Knieversteifung trat plötzlich auf, im direkten Anschluß an eine gemütliche Erregung (II).

Zu II. Diese gemütliche Erregung war unbekannt geblieben.

Sie mußte zu der Überlegung führen, daß wir in ihr die psychogene Ursache der Lähmung vermuten können. Dieser Fall zeigt wiederum, wie notwendig die Erhebung einer genauen Vorgeschichte ist, wie sie geradezu richtunggebend wirken kann. Es war aber verschiedentlich Fieber beobachtet worden. Einen Tag nach der Kniegelenkserkrankung bestand 40° Fieber, das mehrere Tage anhielt. Die Diagnose Grippe konnte richtig, sie konnte falsch sein; die Erhöhung der Körperwärme deutete vielleicht auf ein Aufflammen der alten Störung. War eine organische Erkrankung als alleinige Ursache auszuschließen, so mußte an die Überlagerung einer solchen durch eine psychogene Miturasche gedacht werden. In diesem Falle war die Prognose zum mindesten unsicher.

Gegen die organische Grundlage sprach:

a) Der Beginn mit seiner Plötzlichkeit und der vorausgegangenen Beeinträchtigung des seelischen Befindens.

b) Das Fehlen von Schmerzen und von Änderungen der Reflexe. Beides ließ aber einen Wiederbeginn der Osteomyelitis nicht ausschließen.

Der deutliche Muskelschwund war in besonderer Weise nicht zu verwerten, da er ebensogut als organisch, wie durch die lange dauernde Unbeweglichkeit des Beines verursacht, gedeutet werden konnte.

F ü r die psychogene Wurzel der Erkrankung sprach:

a) Der Beginn.

b) Das veränderte seelische Verhalten des Knaben.

c) Mittelbar auch die Tatsache der mütterlichen Nervosität, welche, von der durch sie gegebenen Belastung abgesehen, zu einer unzweckmäßigen häuslichen Behandlung des Knaben (seitens der reizbar gewordenen Mutter) führte; endlich die starke Unterernährung. Letztere wiederum nur bedingt, da sie den Ausbruch jeder anderen organischen Krankheit ebensogut begünstigt hätte.

Diese Überlegungen führten zu der Diagnose: Rechtsseitige Kniegelenksversteifung psychogenen Ursprungs; rechtsseitig darum entstanden, weil dieses Bein früher organisch erkrankt war. Das Stehen auf dem kalten Boden wirkte an sich auf beide Beine in gleicher Weise (äußerlich nicht sehr bedeutend) ein. Das wesentliche Moment lag in der durch die Strafe erzeugten Erregung. Diese fixierte sich in Form einer funktionellen Lähmung an dem locus minoris resistentiae, an dem Körperteil, der schon früher die Aufmerksamkeit des Knaben und seine Schmerzempfindungen erregt, seine Vorstellungen beeinflußt hatte.

Der Ansicht, daß die dem Knaben zuteil gewordene Behandlung an Unfug grenzte, kann ich nicht beitreten. Die Behandlung konnte solange keine u r s ä c h l i c h e sein, als der Befund nicht klar erhoben war.

Eine Kritik an den vorher tätig gewesenen Ärzten kann — wenn überhaupt — nur dahin geübt werden, daß sie sich und den Kranken mit irgendwelchen Maßnahmen befaßten, statt ihn — s o - g l e i c h d e m N e r v e n a r z t z u z u w e i s e n. Wobei wieder bedacht werden muß, daß sie dies solange nicht zu tun brauchten, und eigentlich nicht tun konnten, als sie g l a u b t e n, der Fall sei ihnen klar, und organischen nicht psychogenen Ursprungs.

Die Eigenart solcher Fälle ist es gerade, welche ihre ausführliche Besprechung notwendig macht.

I. B e h a n d l u n g s t a g: Ich beabsichtigte die Anwendung der Hypnose. Eine Aufklärung unterließ ich mit Rücksicht auf das jugendliche Alter und begnügte mich mit der in bestimmtem Tone abgegebenen Zusicherung, daß der Arm bald gesund sein werde, und verlangte, daß E. versuche, mich kurze Zeit ruhig anzusehen, so lange, bis ich sagen würde, er solle die Augen schließen.

E. blickte mich ruhig an; ich gewann aber bald den Eindruck, daß er nicht verstand, um was es sich handle.

Der Aufforderung, die Augen zu schließen, folgte er. (Die Augen bleiben solange geschlossen, bis ich sage: Augen öffnen.) Als er die Augen wieder öffnet, kann ich feststellen, daß er zwar nicht hypnagog, aber etwas müde, und sicherlich »in suggestibler Verfassung« im Zustande der Bewußtseinseinengung ist.

Ich verzichte darauf, noch mehr Zeit auf die Erzielung einer Hypnose zu verwenden, verlange Augenschluß und genaue Beachtung meiner Anordnungen.

(»Ich bewege nun die Finger deiner Hand der Reihe nach.«) Es treten Spannungen auf. Suggestive Aufforderungen werden nicht verwirklicht.

II. Behandlungstag: E. legt sich auf das Ruhebett. »Sieh einige Augenblicke ruhig auf mich; schließe deine Augen. Verhalte dich ganz ruhig. Du wirst das ausführen, was ich von dir verlange. Zunächst beantworte mir meine Fragen:

Willst du gesund werden?« »Ja!«

»Du möchtest doch wieder zur Schule gehen und mit anderen Kindern spielen können?« »Ja!«

»Dann mußt du jetzt sehr aufmerken, und auf meine Worte achten, und nicht an deine Krankheit denken. Deine Hand ist nicht steif oder gelähmt, sondern nur etwas schwach. Du hast verlernt, die Finger usw. zu bewegen.

Ich nehme deine linke Hand.

Bewege du den Daumen.

Den Zeigefinger.

Im Handgelenk beugen — strecken — beugen — strecken.

Jetzt ergreife ich deine rechte Hand. (Ich fasse den Unterarm und unterstütze die schlaff hängende Hand mit meiner linken Flachhand, so, daß die Fingerspitzen der kranken Hand auf dem Handteller meiner Hand ruhen.)

Jetzt hebst du deine Hand etwas hoch. (Geschieht nicht.) Ebensowenig werden obige Anordnungen befolgt.

(Du darfst nicht an die Hand denken, nicht erwarten, daß sie plötzlich so kräftig ist, wie die linke, du wirst nach und nach deine Finger, deine Hand wieder ‚empfinden'.)

Ich bewege den kleinen Finger, den Zeigefinger usw.
(‚Das geht sehr gut!') Es treten keine Spannungen auf.
(Jetzt machst du den kleinen Finger krumm.)«

E. macht zum ersten Male eine geringe, selbsttätige Bewegung, welche ich im Augenblick, da sie gehemmt zu werden droht, vollende. Der kleine Finger ist gebeugt!

(»Gut! Die Beweglichkeit kommt schon wieder. Noch einmal dasselbe.«)

Die Übung wird wiederholt. Sie gelingt besser.

Innerhalb $3/4$ Stunden gelingen ganz schwache Bewegungen der 4 Finger; die des Daumens ist nur angedeutet.

Dasselbe Vorgehen trifft jetzt das Handgelenk, welches zuerst von mir gebeugt und gestreckt, allmählich von dem Knaben selbst schwach bewegt wird.

Die Behandlung wird mit den Worten abgebrochen: Öffne die Augen. Du hast dir viel Mühe gegeben. Wir werden morgen rasch vorankommen.

III. Behandlungstag: Die Übungen werden wie beschrieben fortgesetzt, ohne daß heute vorher Fixierung der Augen und ihre Schließung, vielmehr verlangt wird, E. solle den Verlauf der Behandlung, die Zunahme der Bewegungsfähigkeit genau beobachten. Letztere betrifft anfangs nur die Finger; auch der Daumen beginnt selbsttätig Ab- und Adduktion, Bewegung und Streckung zu machen.

Nach 2tägiger Pause, am

IV. Behandlungstag sind die Hemmungen überwunden, der rechte Arm vermag alle Bewegungen zunächst noch kraftlos auszuführen. E. schreibt ungelenk mit der rechten Hand. Diese ist, wie bisher, bläulich verfärbt, kalt und empfindungslos.

Die im Anschluß an die erfolgreiche Behandlung des rechten Armes sofort begonnene des rechten Beines führt zu keinem Ergebnis. Es gelingt weder, auch nur die geringste selbst- noch fremdtätige Bewegung auszulösen. Das Kniegelenk ist vollkommen gesperrt. Bei dem Versuche, das Gelenk zu beugen, gewinnt man den Eindruck, daß es eher möglich wäre, einen Bruch oder eine Zerreißung, als eine Bewegung zu erwirken. E. äußert heftige Schmerzempfindung.

V. und VI. Behandlungstag: Übungen des rechten Armes. Die Bewegungen werden zusehends kräftiger, der von mir entgegengesetzte Widerstand wird allmählich verstärkt und von E. überwunden. Der rechte Arm ist »geheilt«. Verfärbung und Unempfindlichkeit sind wenig verändert. (Auch nicht beim Abschluß der Behandlung. Die Unempfindlichkeit besteht September 1920 noch immer!)

Das rechte Kniegelenk führt ganz schwache, kaum merkbare, Beugungen aus. Eine Zunahme der Beweglichkeit des Beines ist am VI. Behandlungstag nicht festzustellen. Es erscheint mir mit Rücksicht auf die starken Schmerzäußerungen und die oben geäußerten Bedenken nicht angängig, stärkere Gewalt anzuwenden. Ich entschließe mich daher zu dem Versuche, mit Hilfe der Narkose und mit Unterstützung eines Chirurgen (Dr. Haßlauer) zu einer Klärung der Sachlage zu gelangen. E. wird auf das Operationsbett gelegt. Ich fordere ihn auf, mich ruhig anzusehen, gleichmäßig zu atmen. Nach suggestiver Vorbereitung wird die Maske aufgelegt ... E. ist mit einigen Tropfen des Narkosegemisches eingeschläfert (Hypno-Narkose).

Die Beugung des Kniegelenks gelingt sofort. Dr. Haßlauer stellt das im Kniegelenk äußerst gebeugte Bein durch Binden fest. E. bleibt, nachdem die kurze Narkose längst beendet ist, in tiefem Schlafe (Pseudostupor).

Er wird durch heftiges Anrufen erweckt; wir zeigen ihm, daß das Bein im Kniegelenk gebeugt ist. Nach Abnahme der Binden tritt augenblicklich die frühere Kontraktur auf. Diese wird nun sofort durch brüske Gewaltanwendung behoben; wir nehmen trotz der Schmerzäußerungen wiederholt Beugungen und Streckungen vor, und regen Muskeln und Nerven durch mäßige faradische Ströme an.

E. überzeugt sich auf diese Weise von der Leistungsfähigkeit des Beines. Er klagt über heftige Beschwerden in der Narbe. Beim Aufstehen zeigt sich die Beckensenkung und scheinbare Verlängerung des linken Beines unverändert.

Der Vater erhält den Auftrag, mit dem Sohne, dessen Bein wiederum in stärkster Kniegelenksbeugung festgestellt wurde, nach Hause zu fahren, ihn zu Bette zu bringen, nach 3 Stunden die Binden abzunehmen, sie nachts wieder für mehrere Stunden anzulegen; bei abgenommenem Verbande die von mir gezeigten Bewegungen zu wiederholen.

VIII. Behandlungstag: E. führt im Liegen alle aufgetragenen Bewegungen aus. Das Gehen wird ihm wegen Schmerzen im Kniegelenk unmöglich. Dieses ist geschwollen. Im Stehen stützt er sich auf das linke Bein. Das Becken ist geneigt. Das rechte Bein im Kniegelenk leicht gebeugt, ruht nur mit den Fußspitzen auf dem Boden. E. gibt an, das rechte Bein nicht durchdrücken zu können. Die Verordnng lautet: Ruhe, Prießnitzumschläge, Aussetzen der Behandlung durch 3 Tage.

IX. Behandlungstag: Die Schwellung ist geschwunden. Nachdem ich dem Knaben alle Beinbewegungen fremdtätig vorgemacht habe, verlange ich (im Liegen) ihre selbsttätige Wiederholung. Nach einer Pause wurden Gehübungen gemacht; Vorwärts-, Rückwärtsgehen; endlich tiefe Kniebeugen. E. geht bei Beendigung der heutigen Behandlung regelrecht. Er nimmt die Treppen ohne Hilfe, geht zu Fuß nach Hause. Verordnung. Um ihn zu kräftigen, und vor einem Rückfall zu bewahren (Familieneinfluß; Bewunderung, Bemitleidung, Verzärtelung seitens der Mutter) wird E. unmittelbar nach Badenweiler gebracht, wo er unter Aufsicht einer in meiner Klinik gewesenen Pflegerin nach meinen Anordnungen massiert und gymnastischen Übungen unterworfen wird. Der Vater wird ersucht, bei Rückkehr des Knaben darauf zu achten, daß er wie ein gesundes Kind behandelt und über die frühere Krankheit nicht gesprochen werde.

E. stellt sich nach dreiwöchentlichem Aufenthalt in Badenweiler vor. Nach Angabe des Vaters ist er so wie früher vor seiner Krankheit fleißig, guter Stimmung, voll Kraftgefühl. 9 Monate später schreibt E.: »Ich kann mit meiner Hand wieder alles machen: Schreiben, Zeichnen, Laubsägearbeiten; ich habe zu Weihnachten Schlittschuhe bekommen.«

Der letzte Bericht des Vaters lautete (1 Jahr nach erfolgter Heilung): »E. hat im Turnen eine 2 erhalten; er springt 1,20 und ist ein vorzüglicher Schwimmer. Er erklettert die höchsten Bäume.«

In meiner oben herangezogenen Arbeit »Grundlinien der psychischen Behandlung« habe ich die suggestive Übungsbehandlung ohne Hypnonarkose so beschrieben, daß sie jeder auszuführen vermag. Ich verweise, um die lange Darstellung nicht zu wiederholen, auf Abs. IV, Seite 113 und ff.

Der Fall E. S. leitet uns über zur Besprechung der Hypno-Narkose.

Die Hypno-Narkose.

Nachdem wir behandelt haben:

Chirurgische Eingriffe in der Hypnose, des weiteren in der Narkosehypnose, gelangen wir nunmehr zu jener Technik, welche nach Überwindung der ·zu erwartenden anfänglichen Widerstände eine umso größere Bedeutung gewinnen wird, als diese zu den Vorzügen der oben dargestellten Methoden andere mitbringt, welche ihre Anwendung wesentlich erleichtern, und ihre Durchführung bis zu einem hohen Grade sicherstellen. Aus der Literatur haben wir den Nachweis erbracht, daß die Hypnose in einem gewissen, sehr beschränkten Maße die Vorläuferin der Narkose war. Größere Eingriffe konnten dann in der Hypnose durchgeführt werden, wenn es gelang, suggestive Analgesie zu erzeugen. Von dieser Möglichkeit könnte also die Chirurgie im weitesten Umfange Gebrauch machen. Allein dem stehen doch erhebliche Schwierigkeiten im Wege:

1. Die Herbeiführung einer Hypnose gelingt an sich leicht. Nicht aber (regelmäßig) die einer derartigen Unempfindlichkeit, daß sie erlauben würde, große, schmerzhafte, langdauernde Operationen vorzunehmen. Dem Operateur kann nicht zugemutet werden, sich der Gefahr auszusetzen, daß er (selbst wenn hypnotische Analgesie erzielt wurde) plötzlich an einem nicht mehr unempfindlichen Menschen arbeiten soll, oder daß die Operation möglicherweise in einem sehr kritischen Augenblick unterbrochen werden muß. Der erfahrene Hypnotiseur weiß, daß und wie er durch allmähliche suggestive Beeinflussung eine vollkommene Aufhebung der Berührungs- und Schmerzempfindlichkeit herbeiführen kann. Der Chirurg bezweifelt diese Tatsache zunächst — mit Recht — so lange, als ihm nicht eindeutige Beweise geboten werden. Zweifel irgendwelcher Art beeinflussen aber die Zuversicht und Ruhe, welche für die erfolgreiche Vornahme von Eingriffen eine unerläßliche Bedingung darstellt. Somit wird sich der Chirurg stets lieber des Chloroforms und Äthers, und eines von ihm in der Technik der Narkose ausgebildeten Assistenten bedienen, — und dies wiederum mit Recht.

Anders liegen die Verhältnisse, wenn der sehr seltene Fall eintreten würde, daß der Chirurg selbst ein erfahrener Hypnotiseur ist oder daß er zu dem Können seines »Analgesiekollegen« volles Zutrauen hat.

2. Die Technik der Hypnose erfordert, wie schon ausgeführt, wesentlich andere Voraussetzungen, als die der Narkose. Erstere ist ungemein schwieriger, und nicht jeder Arzt, der hypnotisieren kann, kann so hypnotisieren, daß ihm die Herbeiführung einer vollständigen Analgesie gelingt.

3. Bei nicht wenigen Kranken, bei welchen Hypnose, auch tieferen Grades erzielt wird, gelingt nicht die Erzeugung der Analgesie.

4. Soweit die Schwierigkeiten der Technik in Betracht kommen,

lassen sich diese mit gutem Willen überwinden; allein selbst bei völliger Beherrschung der hypnotischen Technik erfordert die hypnotische Behandlung, welche die Herbeiführung von Analgesie zum Zweck und Inhalt hat, abgesehen von jenen Fällen, welche eine besonders starke Suggestibilität besitzen, viel Zeit. Diese Methode wird also dann von vornherein ausgeschlossen sein, wenn es sich um eine plötzlich notwendig werdende Operation handelt, falls der Chirurg nicht selbst Hypnotiseur ist.

Die angeführten Schwierigkeiten, welche einer allgemeineren Verwendung der Hypno-Analgesie hindernd im Wege stehen, gelten in ähnlicher Weise auch für die Narkose-Hypnose.

Dagegen gelten sie nicht für die Hypno-Narkose.

Für diese ist entscheidend: Daß ein Versagen der Hypnose (wir werden sehen, daß ein solches überhaupt nicht in Betracht kommt), ohne Bedeutung ist; denn da während der Operation narkotisiert wird, ist ein Aufwachen des Kranken ausgeschlossen. Diese Überlegung müßte dazu beitragen, die Chirurgen zu der Aufnahme dieser Methode leichter zu veranlassen.

Es ist für die eigenartige Stellung der Hypnose, richtiger ausgedrückt: für die Eigenart der Stellung, welche die Mehrzahl der Ärzte bisher der Hypnose gegenüber eingenommen haben, bezeichnend, daß die Hypno-Narkose bis heute nicht ein Gut, geschweige denn ein Allgemeingut der praktischen Medizin, daß den Veröffentlichungen hierüber ebensowenig eine Beachtung zuteil geworden ist, wie einem Hinweis, welchen Ziehen vor 22 Jahren (l. c.) machte: »Gerade die Verbindung einer leichten Narkose mit Hypnose könnte eine noch größere Zukunft haben.«

Die Hypno-Narkose hat eine große Zukunft. Sie wird sich — zweifellos gegen erhebliche Widerstände und gegen den medizinischen Konservativismus — durchsetzen. Es wird eine Zeit kommen, da sie bis zu einem gewissen Grade das Verfahren der Wahl darstellen, d. h. daß in geeigneten Fällen die Hypno-Narkose in erster und in zweiter Linie die reine Narkose oder Lokalanästhesie angewendet werden wird.

Allgemeines.

Die Anwendungsart der Hypno-Narkose (ihre Vorbereitung und Durchführung) ist die der Hypnose an sich; in welcher Weise sie mit Rücksicht auf den besonderen Zweck anzuwenden ist, ergibt sich aus den früheren Ausführungen und der Darstellung, welche weiter unten gegeben wird. Diese wendet sich also nicht an den erfahrenen Psychotherapeuten, sondern an diejenigen, welche von der Hypnose nicht mehr wissen, als sie aus dem Studium unserer Arbeit entnommen haben.

Wer an eine ihm noch fremde, ungewohnte Verrichtung herantreten will, muß das Vertrauen haben, ihr gewachsen zu sein. Zu dem theoretischen Wissen muß das praktische Können und Wollen treten. Aus dem Reiche der Gedanken und Überlegungen tritt hervor die Tat. Je öfter diese zum Erfolg führte, desto größer wird der Glaube an sich selbst, an die eigene Kraft. Mißerfolge werden umso eher vermieden werden, je mehr Kritik an das Wissen und Können gelegt wird. Diese Kritik wird vor allem vor Enttäuschungen bewahren, und dazu führen, der Methode zuletzt, und dem Unvermögen, sie richtig anzuwenden, zuerst die Schuld an den ausbleibenden Erfolgen beizumessen.

Wer an der Tatsächlichkeit der suggestiven Erscheinungen (der Hypnose) zweifelt und zwar auch dann, wenn er sie wissenschaftlich erläutert, und praktisch vorgeführt erhielt, der unterlasse jede Beschäftigung mit dieser Behandlungsart. Ihm blüht kein Erfolg. Wer mit dem geringsten Zweifel an der Durchführbarkeit der von uns geschilderten Behandlung herantritt, dem wird sie mißlingen. Die kleinste Unsicherheit, welche der Arzt erkennen läßt — und der feinfühlige, nervöse, der gebildete Kranke errät sie leichter als gemeinhin angenommen wird, — der überträgt diese auf den Kranken. Ein einfacher Vergleich sei uns gestattet:

Der angehende Bergsteiger lernt von erfahrenen Führern oder Genossen, wie man auf Fels, auf Schnee oder Eis zu gehen, Seil und Eisaxt zu gebrauchen hat. Er lernt zuerst die Technik. Zu ihr tritt dann die Erfahrung. Beide zusammen bewirken, daß es für den Befähigten, Ausdauernden, Willensstarken keine Schwierigkeiten, keine Hemmungen mehr gibt. Das so gewonnene Selbstvertrauen, die Selbstsicherheit erlauben ihm, an die Bezwingung der schwersten touristischen Aufgaben heranzugehen.

In gleicher Weise muß der psychologische Jünger lernen, die Hemmungen durch Technik und praktische Übung zu überwinden, und jene Überlegenheit zu gewinnen, die ihn befähigt, die Lösungen psychotherapeutischer Aufgaben als etwas Selbstverständliches zu unternehmen.

Der Arzt muß, so möchte ich mit bewußter Übertreibung sagen, — von der Unfehlbarkeit, von der absoluten Wirksamkeit seiner Behandlungsmethode überzeugt sein.

Auch der Kranke ist von Hemmungen erfüllt. Sein Vertrauen umfängt hilfesuchend den Arzt. Fehlt diesem das Selbstvertrauen, so beraubt er sich seiner stärksten Waffe.

Sagen wir einem Kranken: »Sie können gegen Ihre Beschwerden dieses, jenes, oder ein drittes Mittel anwenden« — so glaubt er, daß keines etwas tauge. Es fällt keinem Chirurgen (zum mindesten keinem guten) ein, dem zu Operierenden vorher auseinanderzusetzen, welche Methode er zur Anwendung bringen werde, wenn es sich nicht etwa um die seitens des Kranken zu treffende Entscheidung handelt, ob an Stelle eines kleineren Eingriffes eine Radikal-, eine verstümmelnde Operation zu setzen sei. Wenn ich an einer früheren Stelle sagte, daß der Kranke über das Wesen der Hypnose unterrichtet werden soll, so darf in dem oben gefällten Urteil kein Widerspruch erblickt werden. Alle Erwägungen über die einzuschlagende Art der seelischen Behandlung sind vor ihrer Inangriffnahme anzustellen und abzuschließen. Sind wir zu der Überzeugung gekommen, daß die hypnotische Suggestion anzuwenden sei, dann darf der Arzt einen Zweifel an der Berechtigung seiner Wahl sich und dem Kranken gegenüber nicht mehr aufkommen lassen.

Damit ist im allgemeinen die Frage beantwortet, wer sich zum Hypnotiseur eigne.

Es ist ersichtlich geworden, daß der Hypnotiseur ein Mensch wie andere ist, ohne geheimnisvolle Gaben, ohne magnetische, ätherische und andere undefinierbare Eigenschaften; daß er weder der Vermittlung eines Od noch eines Fluidum, sondern nur bestimmter theoretischer und praktischer Erfahrungen bedarf, daß er die Fähigkeit, seinen Willen anzuspannen, sich zu konzentrieren, daß er Selbstvertrauen haben muß.

Zur praktischen Erfahrung gehört:

1. Die Beherrschung der Technik und Methodik.

2. Allgemeine psychologische und psychotherapeutische Kenntnisse, Einfühlungsvermögen, große Geduld und Selbstbeherrschung, Menschenkenntnis.

Bei der Beschäftigung mit der Hypnose muß stets vermieden werden, ihr in einseitiger und beschränkter Weise anzuhängen, die große Bedeutung der anderen seelischen Behandlungsarten zu übersehen, zu unterschätzen oder gar zu mißachten.

Wenn in dieser Arbeit nur von der Hypnose gesprochen wird, so ergibt sich der Grund hiefür aus ihrem besonderen Zweck.

Nachdem die theoretischen Grundlagen der Hypnotherapie er-

worben sind, beginnt das praktische Lernen bei einem erfahrenen
Hypnotherapeuten, das durch kein Selbststudium ersetzt werden
kann. Gleichwohl will ich den Versuch machen, so kurz zusammengefaßt, als dies möglich ist, die Methodik zu beschreiben, welche
ich seit mehr als 20 Jahren angewendet habe. Irgend etwas Neues
wird der in der Hypnose Bewanderte nicht erfahren.

Kurze Darstellung der hypnotischen Technik.

A.

Wir wiederholen, worauf bereits aufmerksam gemacht wurde:
Die Vornahme jeder seelischen Behandlung setzt eine genaue Er-
gründung und Umgrenzung der Persönlichkeit voraus. Dies wird
durch die Erhebung einer möglichst lückenlosen Vorgeschichte erreicht. Somit genügt es nicht, die erblichen Verhältnisse, die über-
standenen Kinder- und etwaigen späteren Krankheiten festzustellen,
wir müssen vielmehr einen Einblick in die Kindheits- und Reifungs-
zeit, in die Lebenserfahrungen und Schicksale, in die Weltanschauung,
in den Umfang des Wissens zu gewinnen versuchen. Durch die
Erforschung der Entwicklung des Seelenlebens, familiärer Konflikte,
Enttäuschungen im Berufe, im Liebesleben erhalten wir Anhalts-
punkte für die Beurteilung des Temperaments, der Willensrichtungen,
der derzeitigen Stimmungslage des Kranken, wir stellen fest, ob
ihn Gewissens- oder Glaubensfragen quälen usw. Nicht allein
lernen wir den Kranken kennen, der Kranke lernt auch uns kennen.
Er empfindet, daß sich eine Brücke von seiner Seele zu der des
Arztes schlägt, er gewinnt Vertrauen.

B.

Die auf diese Weise geschaffene Atmosphäre wird durch
eine weitere seelische Vorbereitung des Kranken verdichtet. Mit
möglichst knappen Worten wird, dem Bildungsgrade des Kranken
entsprechend, auseinandergesetzt, was unter Hypnose zu verstehen
sei. Etwaige Einwände und Widerstände werden widerlegt und
überwunden.

(Hier ist die weise Mitte einzuhalten zwischen zu weitschweifiger
»Belehrung« und dem Versuch, blinden Autoritätsglauben erzwingen
zu wollen.)

Im Verlaufe dieser Unterredung werfen wir weitere Blicke in
die Intelligenz, Urteilskraft und Beeinflußbarkeit des Kranken. Dann
beginnt sofort der erste Versuch. (Im folgenden bedeutet H. = Hypnotiseur, K. = der Kranke.)

H.: »Ich werde Sie nun einschläfern. Wir wollen aber vorher noch einmal das in Kürze überdenken, was ich Ihnen bezüglich der Hypnose erklärt habe. Diese kann bei jedem Menschen durchgeführt werden, der hypnotisiert werden will. Wenn Sie nicht wollen, führen die Bestrebungen nicht zum Ziel. Meinem Willen sollen Sie sich nur insoweit unterwerfen, daß Sie auf alles genau achten, was ich Ihnen sage, daß Sie das tun, was ich Ihnen zu tun empfehle, daß Sie keinem andern Gedanken Raum geben, als dem der vollkommenen Hingabe an unser Vorhaben.«

C.

Bevor wir weiter gehen, muß an dieser Stelle eine Einschaltung, die Technik im engeren Sinne betreffend, gemacht werden. Ich wende zwei Arten an, um den Kranken zur »Fixierung« zu veranlassen.

Erstens: Ich fordere ihn auf, seinen Blick unverwandt auf mein Gesicht, auf eines meiner Augen zu richten, und tue meinerseits ein Gleiches gegenüber K. Bei der Anwendung dieser Art der Hypnotisierung muß H. eingehende Selbstbeobachtung üben. H. muß seine Augen, seine Gesichtszüge unter die Herrschaft seines Willens zwingen, den Kranken ruhig anblicken, jedes Blinzeln, jede andere Bewegung vermeiden. Dabei darf der Blick nicht bohrend oder zwingend sein wollen. Je einfacher und natürlicher, desto besser. Die Gesichtszüge von H. sollen unverändert, aber nicht maskenartig starr sein, kein Stirnrunzeln, keine Bewegung darf Ermüdung oder Ungeduld verraten.

Zweitens: Die andere Art wende ich an, wenn mir der Kranke den Eindruck macht (weibliche Personen!), daß ihm das gegenseitige Anblicken unangenehm sei. Diese Methode wird sich aber insbesondere auch dann empfehlen, wenn H. seiner nicht ganz sicher ist, oder wenn er fürchtet, daß er der bei längerem Anblicken häufig auftretenden Ermüdung selbst unterliegen könnte.

Der Vorgang ist folgender: H. läßt K. unverwandt auf einen Finger, etwa den Zeigefinger der rechten Hand blicken. Dabei muß sich H. durch richtige Stellung gegenüber K. davon überzeugen, daß letzterer auch wirklich fixiert.

Bei 1 wie bei 2 wird die linke Hand (Stirnhand nach Brodmann) auf die Stirn von K. aufgelegt. Daß die Hand trocken und gepflegt sein muß, ist selbstverständlich. Die Beobachtung von K. wird auch erkennen lassen, ob ihm das Auflegen der Hand, die körperliche Berührung vielleicht unangenehm ist. Dann ist sie zu unterlassen. Beginnt K. müde zu werden, so kann die Wirkung der Suggestion dadurch wesentlich unterstützt werden, daß die Stirnhand langsam gegen die Nasenwurzel genähert, und ein leichter, kaum fühlbarer Druck auf die Lider ausgeübt wird. Weitere Einzelheiten folgen später. Wird Fixation des Fingers verlangt, so bewegt man diesen anfangs von und zu K., um sich zu überzeugen, ob K. auch wirklich mit seiner Blickrichtung unverwandt folgt. Hierbei empfiehlt es sich, den Finger anfänglich so hoch zu halten, daß K. gezwungen ist, stark nach oben zu sehen. Bei auftretender Ermüdung wird der Finger langsam nach unten gesenkt, wobei sich meist die Lider schließen, und auf entsprechende Suggestion geschlossen bleiben.

H.: »Blicken Sie mich (meinen Finger) ruhig an; machen Sie mit den Augen oder den Lidern nicht die geringste Bewegung, spannen Sie ihre Aufmerksamkeit an, denken Sie nur an Schlaf. Sagen Sie sich, sie seien müde, und sie möchten ruhen. Sie müssen jeden anderen Gedanken abweisen. Ich verlange darum, daß Sie mich (meinen Finger) ansehen, weil Sie dadurch ermüden, das Schlafgefühl auftritt, und weil ich durch die Beobachtung Ihrer Augen unmittelbar feststellen kann, ob Sie wirklich im Zustande der Willenskonzentration sind. Dies fällt Ihnen anfangs noch etwas schwer, aber Sie lernen dies bald, zumal da wir uns vorher darüber einig geworden, wie wichtig es für ein rasches Gelingen der Hypnose ist, daß Sie sich genau nach meinen Vorschriften richten.« (Während dieser Zeit hat H. den K. unverwandt angesehen. Manche werden hierbei unruhig. Sie lassen ihre Blicke wandern. Sie zeigen verstärkte Atmung, wechselnde Gesichtsfarbe. Zuspruch und Aufklärung führen bald zur Beruhigung. Wir kommen auch auf die in diesem Falle zu beobachtenden Maßnahmen zurück.) Der bisherige Vorgang fand entweder im Sitzen von K. statt, oder K. war von Anfang an gebeten worden, auf dem Ruhebette Platz zu nehmen. K. wird aufgefordert, sich recht ungezwungen hinzulegen, und möglichst die gleiche Haltung wie nachts im Bett einzunehmen.

H.: »Ich lege meine Hand auf Ihre Stirne. Sehen Sie ruhig auf mich (meinen Finger), spannen Sie Ihren Willen an. In Kürze werden Sie fühlen, daß Ihre Lider schwer werden. Durch den Körper zieht eine angenehme Empfindung von Müdigkeit und Erschlaffung. Ruhig geradeaus sehen. Mein Gesicht (mein Finger) erscheint undeutlich, immer schwerer werden Ihre Lider, Sie denken nur an Schlaf. Auf Ihre Lider legt sich ein leichter Druck. Das Sehen wird immer undeutlicher. Das Gefühl der Ermüdung stärker; die Augen schließen sich.«

Die Mehrzahl aller Menschen ist innerhalb des Zeitraumes, wie ich ihn beschrieben habe, hypnotisiert oder hypnagog, wenn sie hypnotisiert sein wollen, bzw. imstande sind, sich zu konzentrieren.

Wir verlassen abermals die Technik, um einige wichtige Bemerkungen einzufügen, und auf mögliche Zwischenfälle aufmerksam zu machen.

1. K. fixiert nicht; weder das Auge noch den Finger von H. Seine Blicke wandern hin und her, er dreht und wendet den Kopf usw. In solchen Fällen muß H. mit kurzen eindringlichen Worten ermahnen, aber ohne Schärfe, ohne Ungeduld und Empfindlichkeit:

»Ich habe Ihnen vor Beginn der Behandlung auseinandergesetzt, daß ich Sie nur mit Ihrer Hilfe hypnotisieren kann. Wenn Sie sich der kleinen Mühe, wenige Minuten Ihre Aufmerksamkeit anzuspannen, nicht unterziehen wollen oder können, wenn Sie das Ziel nicht lockt, dann wollen wir uns beide nicht unnütz quälen.«

Erfolgt darauf kein ernsthafter Protest seitens K., erfolgt nicht die Erklärung, K. wolle sich Mühe geben, so ist es besser, keinen zweiten Versuch zu machen. Bittet jedoch K., daß H. seine Bemühungen nicht einstelle, so sage man aber nicht etwa im Schulmeisterton: »Gut, wir wollen es noch einmal versuchen, aber wenn Sie sich keine Mühe geben usw.« Das wäre psychologisch grundfalsch; denn je unzufriedener K. selbst ist, daß der erste Versuch mißlang, je mehr er hypnotisiert zu werden wünscht, desto stärker wird die Besorgnis vor einem zweiten Mißerfolg sein. Das Nichtgelingen des ersten Versuches darf K. nicht als etwas Besonderes erscheinen oder hingestellt werden, andernfalls schaltet man einen störenden Affekt ein, und damit eine Hemmung.

H. sagt vielmehr etwa folgendes: »Wir werden den Versuch wiederholen und er wird gelingen. So wie es Ihnen geht, geht es Vielen. Infolgedessen haben Sie keine Veranlassung, mit sich unzufrieden zu sein. Diese Anspannung der Aufmerksamkeit, das Ungewohnte der ganzen Lage verlangt einige Übung und Anpassung.« (Es empfiehlt sich, den zweiten Versuch dem ersten unmittelbar anzuschließen.)

2. K. versagt aber auch beim zweiten Mal. Statt zu fixieren, zeigt er das oben erwähnte Verhalten.

Entweder liegt ein Mangel der Technik vor, oder H. ist K. unsympathisch, K. hat kein Vertrauen zu diesem Arzte, oder keines zu dieser Behandlungsart, oder K. hat aus früherer Zeit her

Hemmungen, (wie sie im allgemeinen Teil ausführlich beschrieben wurden).

Oder es fehlt die notwendige Intelligenz und Willenskraft bei K.

Oder endlich K. will nicht hypnotisiert werden, hat aber nicht den »Mut«, dies offen zu sagen.

Letzteres habe ich in der Zivilpraxis nur ganz ausnahmsweise erlebt; öfters während meiner militärärztlichen Tätigkeit, aus Gründen, welche hier nicht der Besprechung wert, und allen Ärzten, die »Kriegsneurotiker« behandelt haben, bekannt sind.

Wenn die Ursache des zweiten Mißerfolges in Hemmungen liegt, sei es Angst vor der »Willensunterjochung«, die Angst, K. könnte in der Hypnose zum Ausplaudern von »Geheimnissen« veranlaßt werden und dergleichen, so muß H. auf Grund seiner Erfahrung entscheiden, ob er weitere Versuche anstellen will. Ich rate davon ab, sich leicht entmutigen zu lassen. Die Hemmungen können überwunden werden, der zielbewußte Wille von H. verfehlt nicht, auf K. Eindruck zu machen. Es ist aber nicht Jedermanns Sache, einen solch zeitraubenden Kampf aufzunehmen, und siegreich zu beenden. Wie ein solcher zu führen ist, das haben u. a. V o g t und B r o d - m a n n bewiesen, welche die erste tiefe Hypnose bei einem bis dahin unbeeinflußbaren Kranken erst in der 13. Sitzung, und dann durch die Fortführung der hypnotischen Behandlung einen vollen Erfolg erzielten.

3. K. hat eine Zeitlang gut fixiert. Plötzlich, schon nach einer halben oder e i n e r Minute fallen ihm die Augen zu. Es ist tiefe Hypnose eingetreten. In solchen Fällen handelt es sich entweder um Personen, welche schon früher hypnotisiert wurden, oder eine gesteigerte Empfänglichkeit für die Hypnose besitzen. Die Ansicht, daß es sich bei letzteren i m m e r um eine mehr oder weniger schwer neuro- bezw. psychopathische Veranlagung handelt, ist irrig. Eine solche k a n n vorhanden sein. Wir haben aber bereits erwähnt, daß gerade sehr disziplinierte, willenskräftige Menschen infolge ihrer stark entwickelten Fähigkeit, ihre Aufmerksamkeit anzuspannen, zu gehorchen, den hypnotischen Suggestionen besonders zugänglich sind. Andererseits sind bekanntermaßen einfache, unverbildete oder ungebildete Personen mit stark entwickeltem Autoritätsgefühl und Wunderglauben zuweilen außerordentlich rasch zu hypnotisieren.

Verfällt K. in tiefe Hypnose, so hat H. für die Aufrechterhaltung des R a p p o r t s zu sorgen. Dieser bisher nicht behandelte Begriff führt zur Technik zurück.

Wir nehmen an, daß die erste Hypnose ihren Fortgang in der

Weise genommen hat, daß bei K. Augenschluß eingetreten ist. Ein eigentlicher Schlafzustand besteht meist noch nicht. Die Augenlider machen zitternde Bewegungen, die Atmung kann zu lebhaft, die Atemzüge zu rasch, zu tief, der Puls zu beschleunigt erscheinen.

H. erteilt die entsprechenden Suggestionen:

»Ihre Lider machen nun keine Bewegungen mehr. Atmen Sie langsam und ruhig. Sie empfinden jetzt eine wohltuende Ruhe, eine vollkommene Entspannung Ihrer Muskeln. Ihr Bewußtsein verdunkelt sich. Sie schlafen ein. Eben konnten Sie sich noch besinnen. Nun aber entschwindet jeder Zusammenhang mit der und jede Empfindung für die Außenwelt.«

Das bisher Beschriebene entspricht ungefähr dem regelrechten Ablaufe einer ungestörten Hypnose bei vollkommener Beherrschung der Technik, und ebensolcher Hingabe von K. an die Suggestionen. Andere Fälle erfordern eine andere Technik.

D.

Wir nehmen an, K. sei eine erregbare, zerstreute, fahrige Natur.

Wir dürfen bei einem solchen Menschen, der vielleicht außerstande ist, ein Buch mit gesammelter Aufmerksamkeit vom Anfang bis zum Ende durchzulesen, vielmehr das Vorwort überschlägt, die letzten Seiten liest, um zu wissen, wie das Ende lautet; der außerstande ist, einen andern 5 Minuten sprechen zu lassen, ohne ihn zu unterbrechen — wir dürfen von einer solchen Persönlichkeit nicht erwarten, daß sie selbst bei gutem Willen und Vorsatz beim ersten oder zweiten Male unseren Vorschriften nachkommen kann. Schon im Verlaufe der allgemeinen Untersuchung, bei der Erhebung der Vorgeschichte, werden wir Hinweise bekommen haben, ob solche Umstände in Betracht zu ziehen sind. Wenn, dann werden wir K. in anderer Weise vorbereiten. Diese Vorbereitung wird über die Zeit, welche der hypnotischen Beeinflussung gewidmet ist, hinaus, erzieherisch wirken, als Anleitung zur Willens- und Konzentrationsübung.

Wir gehen etwa so vor: H.: »Ich sehe, es fällt Ihnen schwer, ruhig zu liegen, auf meine Augen (meinen Finger) zu sehen. Denken Sie nun überhaupt nicht an den Zweck der Sitzung. Schalten Sie jeden Gedanken an die Hypnose aus. Vor allem unterdrücken Sie jedes Gefühl der Unzufriedenheit, und seien Sie sicher, daß wir, wenn auch auf einem kleinen Umwege, zu unserem Ziele gelangen. Wir machen jetzt eine Konzentrationsübung. Ich werde einige Fragen an Sie stellen, welche mit Ihrer Krankheit usw. gar nichts

zu tun haben. Sie sollen aber Ihre Aufmerksamkeit auf eine möglichst richtige und rasche Beantwortung einstellen. Wieviel ist
neunmal zwölf (bitte rasch antworten), zwölfmal vierzehn usw., wie
heißt der höchste Berg Deutschlands, Europas, Amerikas? Wieviel
Einwohner hat Berlin, Paris, London? Welche Rassen gibt es? usw.«
Die Fragen müssen dem Bildungsgrade von K. angemessen sein.
Ihr Inhalt ist nebensächlich, das Hauptsächliche liegt in dem Zwange,
schnell zu associieren, und sich zu konzentrieren. Ist letzteres K.
gelungen, so gehen wir einen Schritt weiter. H.: »Sie haben Ihre
Aufmerksamkeit sehr gut angespannt. Nun sehen Sie unverwandt
nach der Zimmerdecke, so lange, bis ich ‚Genug‘ sage. Zählen
Sie langsam von eins bis zehn, und von zehn bis eins. Nun ver-
suchen Sie, die Blickrichtung zu ändern. Das ging auch sehr gut.
Nun sehen Sie mich (meinen Finger) einen Augenblick an (1—2
Sekunden). Schließen Sie die Augen (1—2 Sekunden), öffnen Sie
die Augen.« — Nachdem dies mehrmals wiederholt wurde, wird die
Sitzung beendet.

Die nächste wird in der gleichen Weise begonnen. K. wird
aber aufgefordert, längere Zeit H. zu fixieren, die Augen 10, 15,
20 Sekunden geschlossen zu halten. Macht sich trotz dieser Vor-
übung Unruhe und Unaufmerksamkeit bemerkbar, so muß K. neuerdings durch einige nicht ärztliche Fragen oder Bemerkungen abge-
lenkt werden. Ist aber die eine Übung gelungen, so geht man allmählich dazu über, die Hypnose in der früher beschriebenen Weise
durchzuführen.

E.

K. ist trotz aller vorausgegangenen Belehrungen über Wesen
und Art der Hypnose gerade so klug wie vorher, K. hat die Ausführungen von H. nicht verstanden und war zu scheu, zu befangen,
oder zu eitel, dies einzugestehen.

Wir haben keine Möglichkeit, die Intelligenz, die Größe der
Aufmerksamkeit, des Heilwillens »exakt« gleich vor oder bei dem
ersten Versuch festzustellen. Es fehlt uns leider — der Gehirn-
spiegel. Daß K. den hypnotischen Bestrebungen verständnislos
gegenübersteht, erkennen wir nach dem ersten Mißlingen zu unserem
Leidwesen aus seinen Bemerkungen: »Ich wollte ja so gern hypnotisiert sein, aber ich eigne mich nicht dazu. Ich habe wohl einen
zu starken Willen.« Und oftmals setzt K. hinzu, ohne die Komik
des Widerspruchs zu bemerken: »Es ging wirklich beim besten
Willen nicht« oder »Ich habe tatsächlich nur an das Einschlafen

gedacht, aber da fiel mir ein, daß ich einmal dies oder jenes über die Hypnose gehört habe!« oder »Ich bekam plötzlich solche Angst!«

Nichts wäre verkehrter, als die Hypnose unter diesen Umständen gleichwohl beginnen, oder wohl gar »autoritativ« erzwingen zu wollen. Die Aussprüche von K. sind ein Signal der Warnung, sie beweisen, daß er nicht richtig vorbereitet, nicht entsprechend belehrt worden, oder überhaupt kein Objekt für die Hypnose ist.

F.

K. ist aber gut vorbereitet worden, hat die Belehrung verstanden und in sich aufgenommen, ist aber so sehr guten Willens, daß er zu viel, zu selbständig, zu aktiv mitarbeiten will. Das soll sagen: K. spannt seine Aufmerksamkeit auf den Eintritt der Hypnose derart an, beobachtet sich so stark, daß er die Erfüllung der Suggestion hemmt. Dies erkennen wir — abgesehen von dem Ausbleiben der Wirkung, an dem starren Blick, an der »Bereitschaft« von K.

Wir gehen so vor. H.: »Sie müssen sich so verhalten, als wären Sie recht müde zu Bett gegangen, und wollten rasch einschlafen, weil Sie am nächsten Tage viele Pflichten zu erfüllen haben, und recht frisch sein sollen. Wenn Sie nun, im Bette liegend, den Schlaf herbeizuzwingen versuchen, wenn Sie von Minute zu Minute warten, ob Sie einschlafen, dann werden Sie immer wacher werden, sodaß Ihr Ermüdungsgefühl vollkommen schwindet. Sie werden zugeben, daß ein solches Verhalten unzweckmäßig wäre. Sie sollen sich nicht beobachten. Vielmehr empfehle ich Ihnen, Ihre Gedanken zu entspannen. Damit widerspreche ich nicht der früheren Verordnung, welche lautete: ,Denken Sie an Schlaf, und richten Sie Ihre Aufmerksamkeit auf die Schlafvorstellung.' Dies hat nur für den ersten Beginn unseres Versuches Gültigkeit. Jetzt fordere ich Sie auf, eine bequeme Haltung einzunehmen, nichts zu erwarten, nichts erzwingen zu wollen, nur auf meine Worte zu achten. Sagen Sie sich selbst: ,Ich werde schlafen, der Schlaf wird kommen, ohne mein Zutun, ich muß nur kurze Zeit ruhig liegen, und mich den Eingebungen des Arztes vollkommen überlassen'.«

Eine wirksame Hilfe in solchen und ähnlichen Fällen besteht darin, K. anzuweisen, für kurze Zeit die Augen zu schließen, und sie erst auf Anruf wieder zu öffnen. In der Zwischenzeit erteilt H. die bekannten Suggestionen (Ihre Lider sind schon etwas schwer geworden, es kostet Sie einige Mühe, sie zu öffnen. Öffnen Sie die Augen, sehen Sie wieder ruhig auf mich [auf meinen Finger], schließen Sie die Augen usw.)

O. Vogt, der diese Art der Hypnotisierung als erster anwandte und eingehend durcharbeitete, der mit ihrer Hilfe zahlreiche als refraktär bezeichnete Kranke erfolgreich behandelte, nennt diese Art die »fraktionierte«.

Der weniger erfahrene H. wird in gewissen (selteneren) Fällen an dem Erfolge seiner Bemühungen verzweifeln, nachdem K. minutenlang die Blickrichtung festhielt, keine Bewegung machte und doch nicht eingeschlafen zu sein scheint. In Wirklichkeit aber ist K. bereits somnambul geworden. Die Augen bleiben offen, weil H. versäumt hatte, den Lidschluß rechtzeitig zu suggerieren.

Derartige Kranke pflegen wenig geeignet oder ungeeignet für therapeutische Suggestionen zu sein.

Nicht selten wird H. durch K. enttäuscht.

»Herr Doktor — ich war gar nicht hypnotisiert. Ich war auch nicht müde. Aber Sie haben sich so viel Mühe mit mir gegeben, da schloß ich Ihnen zuliebe die Augen.« Fällt dann die weitere Bemerkung: »Das Blicken hat mich angestrengt,« dann liegt die Vermutung sehr nahe, daß K. im Begriffe war, der Suggestion zu erliegen, die weitere Wirkung durch irgendwelche Hemmungen aufgehalten worden war.

Es kommt auch vor, daß K. bereits hypnagog war, die Reize der Umwelt (Sprechen von H. mit einem Dritten, andere Geräusche, etwa von der Straße) aufnahm.

K. erwartete, in einen so tiefen Schlaf zu geraten, daß er für alle Reize der Außenwelt unempfindlich sein würde. Nun, da er dies oder jenes gehört hat, zweifelt er, daß der Versuch gelang.

H. muß wiederum eine entsprechende Belehrung vornehmen, wobei auf jene Umstände Bedacht zu nehmen ist, welche den Zweifel ausgelöst haben.

K. ist darauf hinzuweisen, daß sehr häufig nicht mehr beabsichtigt, zuweilen auch nicht mehr erreichbar ist, als die Herbeiführung eines leichten Schlafzustandes, und daß H. wohl beobachtet habe, daß K. nicht in tiefer Hypnose war. Auch der regelrechte Schlaf erreicht nicht innerhalb Minuten die größte Tiefe. Viele Menschen werden durch schwache Geräusche aus tiefem Schlafe geweckt. — Es ist notwendig, K. zu beweisen, daß H. über der Sache steht. Daß er sich nicht leichthin täuschen läßt, sich aber auch vor Selbsttäuschungen zu bewahren versteht. Ein solches Eingehen auf die Einzelheiten untergräbt durchaus nicht die ärztliche Autorität. Diese wird bei kritischen Kranken dadurch vielmehr gestärkt werden.

Meine Ausführungen werden allerdings nur von jenen anerkannt werden, welche die hypnotische Behandlung als eine streng wissenschaftliche anwenden und demgemäß jenes Beiwerk für überflüßig betrachten, welches die Hypnose als eine »besondere« Behandlungsart und H. als mit besonderen Kräften begabt erscheinen lassen soll.

Endlich wären noch jene Fälle zu besprechen, in welchen K. eine unmittelbare Täuschung von H. beabsichtigt und so tut, als wäre die Hypnose eingetreten.

Entweder, um sagen zu können: Mich kann niemand hypnotisieren (ich stellte mich hypnotisiert, um den Arzt nicht zu enttäuschen usw.) oder um sich der »Überlistung« von H. zu freuen und zu rühmen. (Beispiel: Eine sehr kritisch veranlagte, unaufrichtige Kranke suchte einen der bekanntesten Hypnotiseure auf. Sie erzählte mir dann folgendes: »Ich wurde in einen Raum geführt, in welchem mehrere Kranke auf Ruhebetten lagen. Der Arzt, Prof. X ging von einem zum andern und befahl ihm einzuschlafen. Das Gleiche tat er bei mir. Ich war nicht im geringsten hypnotisiert; als er mich verließ, da machte es mir Spaß, die anderen zu beobachten.« —)

Ich unterließ nicht, sie auf das in jeder Beziehung Törichte ihres Verhaltens aufmerksam zu machen. Was diesen Fall so besonders lehrreich gestaltet ist aber folgendes: Dieselbe Kranke, welche behauptete, daß sie nicht hypnotisiert werden könnte, gab zur Erklärung einer schweren sexuellen Verirrung — welche so ungewöhnlich war, daß sie jeder Erklärung spottete — an, sie sei von dem Betreffenden, welcher tief unter ihr stand, und für den sie nichts empfand, hypnotisiert und dadurch zur Duldung des Verkehrs gegen ihren Willen gezwungen worden (!).

Vor derartigen Erfahrungen, welche dem betreffenden H. kaum jemals bekannt werden, ihm und der hypnotischen Behandlung aber schweren Abbruch tun können, schützt in erster Linie: Die Unterlassung der Befehlshypnose mit Erwartung und Annahme der augenblicklichen Wirkung bzw. äußerste Einschränkung dieser und genaue Beobachtung von K. bei und während der ersten Hypnose.

Bei der langsam eingeleiteten, pschologisch erklärten und herbeigeführten Hypnose werden derartige Kranke nicht auf »ihre Kosten kommen«. Denn der H. kann die allmähliche Verwirklichung der Suggestion ebenso beobachten, wie ihr Ausbleiben.

Ein weiteres Beispiel soll das obige erläutern:

Gr. 25jähriger, begabter, kritischer, sanguinischer, etwas willensschwacher, stark pyschologisch gerichteter Mann. Winter 1920 in meine Behandlung eingetreten. In der Schule einer der Besten. Von elterlichem Ehrgeiz vorwärtsgetrieben. Keine Gelegenheit zur Aussprache. »Immer allein.« Seit einem an sich harmlosen, aber affektbetonten Ereignis (renommistische Äußerung im 9. Jahre, deren Unwahrhaftigkeit ihn sofort bedrückte) litt er an Erröten, später an der Angst vor dem Erröten (sog. Erythrophobie). Auf dem Boden seiner psychopathischen Veranlagung entwickelten sich weitere Störungen, welche seine Arbeitsfähigkeit schwer beeinträchtigten, ihn zur Aufgabe des Berufes zwangen und zeitweise solchen Umfang annahmen, daß Freudigkeit und Lebenswille schwanden und Gedanken an Selbstvernichtung auftraten.

Der therapeutische Leidensgang des Kranken hat etwas Typisches an sich.

Als er geistig reifer geworden, suchte er gegen seine Krankheit selbst anzukämpfen. Der Erfolg blieb aber aus.

Er unterrichtete sich in medizinischen Schriften. Sein Zustand wurde schlimmer.

Er suchte Hilfe bei einem Heilpädagogen — erfolglos.

Er liest von einem Kurpfuscher, einem »Magnetotherapeut«, welcher seine magnetischen Kräfte auch — brieflich versendet. Die Briefe kamen an, — die Heilung blieb aus.

Nun reiste er auf Rat dieses Heilkünstlers zu ihm. Die persönliche »magnetische« Behandlung fruchtete aber auch nichts, weil »der Kranke gegen die positiven magnetischen, eigene negative Strömungen hatte.«

Jetzt befragte er einen Nervenarzt. Er hat, wie er angibt, dies bisher unterlassen, weil er der Ansicht war, daß die wenigsten Nervenärzte diese psychischen Leiden psychologisch anzugreifen verstünden oder wenn, sich nicht die Zeit für die individuelle Behandlung nähmen (?).

Dieser Arzt nun beging den oben ausführlich besprochenen Fehler, den Kranken (und gerade diesen Kranken) kurze Zeit fixieren zu lassen und dann zu sagen: »Sie schlafen jetzt, Sie können die Augen nicht öffnen.«

Worauf die Erwiderung kam: »Doch: Ich kann die Augen öffnen und ich schlafe nicht.«

Wir ersehen aus der Betrachtung dieses Falles, welche Gefahren wir bei der Befehls- oder Schnellhypnose laufen.

Dieser Kranke hatte durch die früheren unzweckmäßigen Heilversuche, sowie durch seine Urteilsschwäche und Suggestibilität, durch sein unberechtigtes Vorurteil gegen die Nervenärzte den ihm innewohnenden Mangel an Kritik zur Genüge erwiesen. Wenn er mir erklärte, »der Ertrinkende klammert sich an einen Strohhalm — und so wandte ich mich an den Magnetotherapeuten«, so kann und muß man dies verstehen.

Ebenso auch seine weitere Angabe: »Gegen die unvermittelte, grotesk wirkende Art, in welcher ich hypnotisiert werden sollte, lehnte ich mich auf.«

Der Kranke war an sich nicht refraktär gegen die Hypnose. Nachdem ich ihn aufgeklärt und in langer Arbeit die Hemmungen beseitigt hatte, gelang die Herbeiführung eines hypnagogen Zustandes.

Die Aufzeichnungen über den Gang der Behandlung kann ich an dieser Stelle ihres Umfanges wegen nicht wiedergeben.

Der Kranke ist nach etwa dreimonatlicher Behandlung vollkommen arbeitsfähig geworden. Die hypnotischen »Konzentrationsübungen« führten zur Stärkung der gesamten Persönlichkeit. Der Fall ist bemerkenswert, weil es gelang, die durch die frühere erfolglose Hypnose gesetzten Hemmungen zu überwinden.

Wir haben nur einige häufigeren, schärfer umschriebene Individualitäten, wie sie bei Hypnosen beobachtet werden, darzustellen versucht. Bei der Verschiedenheit menschlicher Veranlagung und Art sind die möglichen Variationen und Kombinationen durch diese Darstellung nicht erschöpft.

Wir sind nunmehr bis zu dem Augenblick vorgeschritten, da K. sich in Hypnose befindet.

Die Suggestionen, vermittelt durch die Persönlichkeit und die Worte von H. wurden angenommen.

K. ist gegen die Reize der Umwelt unempfindlich gemacht; empfindlich und empfänglich nur für die von H. ausgehenden weiteren Suggestionen.

K. und H. stehen mit einander im Rapport.

Die Aufrechterhaltung des Rapports ist nicht nur von Bedeutung, sondern eine grundsätzliche Forderung.

Wie werden wir dieser gerecht?

Wiederum durch die richtig gewählten Suggestionen.

K. beginnt hypnagog zu werden; wir erteilen die Suggestionen des Einschlafens, des tiefen Schlafes.

H.: »Hören Sie meine Stimme?«

K. antwortet zuweilen erst nach einer kleinen Pause, oft mit leiser Stimme: »Ja!«

H.: »Sie schlafen ruhig weiter. Es wird Ihnen kein Geräusch zum Bewußtsein kommen. Wenn jetzt stark an die Türe geklopft wird, wenn ich gerufen werde, wenn die Hausschelle oder die Glocke am Fernsprecher ertönt, wenn ich das Zimmer verlassen muß — nichts wird Sie stören.«

(Es ist nicht nur zweckmäßig, sondern gerade für den praktischen Arzt, der sich vor plötzlichen Störungen nicht so schützen kann, wie der Krankenhausarzt, unbedingt notwendig, K. auf derartige Zwischenfälle vorzubereiten. Denn nichts ist für H. peinlicher, und nichts kann den Erfolg einer Hypnose mehr in Frage stellen, als plötzliches Erschrecken von K., Aufschrecken aus dem Schlafe, also ein von H. nicht gewolltes Erwachen von K.)

»Sie hören aber jedesmal, wenn ich mit Ihnen spreche. Sie haben gut verstanden?« K. antwortet: »Ja!«

Der Rapport kann aber verloren gehen. Dann wird er auf einfache Art wiederhergestellt.

Angenommen K. antwortet auf Anruf nicht. Dann wird die Stirnhand aufgelegt, und folgendermaßen verfahren:

H.: »Ich habe meine Hand auf Ihre Stirne gelegt. Sie empfinden den leichten Druck. Sie werden, ohne zu erwachen, wieder meine Stimme hören. Ich frage Sie, und Sie werden antworten.«

H. mit etwas erhobener Stimme: »Sie hören meine Frage?«

Darauf ist der Rapport wieder hergestellt.

In Ausnahmefällen (ich habe niemals einen solchen erlebt) kann die Hypnose so tief geworden sein, daß der Rapport nicht hergestellt werden kann. Ich lasse dahingestellt, ob die Ursache nicht ganz allein in fehlerhafter Einleitung der Hypnose lag, indem die Anbahnung und Erhaltung des Rapports versäumt wurde. Von Bedeutung ist ein solcher Vorfall aus dem Grunde nicht, weil — vorausgesetzt, daß es notwendig ist, den Rapport wiederherzustellen, daß H. nicht gewillt ist, K. weiterschlafen zu lassen, ohne Suggestionen zu erteilen (und nur hiefür ist der Rapport unerläßlich), K. auf die später zur Darstellung gelangende Art aus der Hypnose erweckt wird.

Der Rapport soll möglichst auch während der Dauer der Hypno-Narkose erhalten bleiben.

H. läßt nun K. solange schlafen, als es notwendig ist.

Das Erwecken geschieht in folgender Weise:

H.: »Ich werde Sie nunmehr aus Ihrem Schlafe erwecken. Ihre Muskeln straffen sich. Ich lege meine Hand auf Ihre Stirne. Die Müdigkeit schwindet. Das Bewußtsein kehrt allmählich wieder. Noch dem Erwachen werden Sie sich frisch und ausgeruht fühlen. Die Schwere der Lider ist verschwunden. Sowie ich meine Hand von Ihrer Stirne ziehe, und bis 3 zähle, öffnen Sie die Augen. Sie fühlen sich gerade so, wie wenn Sie morgens aus tiefem Schlafe erquickt und gestärkt erwachen. Eins, zwei, drei!«

K. schlägt die Augen auf.

Es ist unbedingt notwendig, alle zu Beginn der Hypnose erteilten Ermüdungs- und Schlafsuggestionen der Reihe nach und im einzelnen auszulöschen. Das Erwecken muß allmählich stattfinden. Eine richtig beendete Hypnose soll bei K. keine Mißempfindung, kein Unbehagen zurücklassen. Kopfdruck, Schwere in den Gliedern, Müdigkeit der Lider sind Zeichen dafür, — entweder daß die Hypnose ungewöhnlich tief, oder die Aufhebung der Suggestionen, welche den Schlaf herbeiführten, nicht restlos geglückt ist.

Man kann K. aus Dauerhypnosen von Stunden und Tagen in solcher Weise erwecken, daß nicht das geringste Unbehagen zurückbleibt. Hierauf ist also besonders zu achten.

Wenn es sich um empfindliche Kranke handelt, oder die Hypnose länger dauerte, oder sehr tief war, ist es zweckmäßig, K. nach dem Erwachen anzuweisen, einige tiefe Atemzüge zu tun, und noch einige Minuten liegen zu bleiben. Wenn K. sofort, nachdem er geweckt wurde, aufsteht, kann ein leichter Schwindel auftreten, der im übrigen völlig harmlos ist.

Nun wären die posthypnotischen (nicht experimentellen) Suggestionen zu betrachten.

Sie haben gerade für die Hypno-Narkose eine besondere Bedeutung. Um Wiederholungen zu vermeiden, sollen sie später kurze Erwähnung finden.

Über die Anwendung der Hypnose als Hypno-Narkose.

Vorbemerkungen.

Die Heranziehung der Hypnose zur Unterstützung der Narkose begegnet weit geringeren technischen Schwierigkeiten, als diejenigen sind, welche bei der Behandlung von Psychoneurosen usw. auftreten können.

Der Unterschied liegt in der Art der Kranken.

Selbstverständlich sind viele Fälle, welche von dem Chirurgen oder Gynäkologen einer Operation unterworfen werden, durch langes Leiden erschöpft, im Nervensystem geschädigt. Allein eine große Zahl ist nicht nervös; kommt mit einer Zielvorstellung, einem Impuls, aus dem Wunsche geboren: Ich will von meiner Krankheit befreit werden!

In diesem vorhandenen Willen liegt bereits die Gewähr für das Gelingen der Hypnose.

Der Kranke, der weiß, daß die Operation an sich wohl schmerzlos verläuft, daß aber die Zeit, welche dann folgt, Schmerzen oder Beschwerden bringen kann, wird gerne von einem Mittel Gebrauch machen, welches ihm eine wesentliche Erleichterung in Aussicht stellt.

Der zu einem Eingriff bereite Kranke ist das denkbar beste »hypnotische Objekt«. Ihn psychisch zu beeinflussen, zu richten ist außerordentlich leicht. Die oben (S. 30 u. ff.) entwickelten Schwierigkeiten gelten fast nur für nichtchirurgische, für nervöse Fälle. Der Einwand, daß die Hypno-Narkose eine mühselige Vorbereitung erfordere, ist hinfällig.

Der Kranke wird sich also — nach entsprechender Belehrung — Mühe geben, um die zur Hypnose führenden Bestrebungen zu unterstützen. Andrerseits birgt die Hypno-Narkose eine Schwierigkeit, welche bei der einfachen Hypnose nicht in Betracht kommt. Sie liegt aber nicht im Wesen des Kranken, sie ist durch die besondern Umstände bedingt, und muß durch eine besondere Technik überwunden werden.

Ich meine die Herbeiführung einer teilweisen oder vollkommenen Unempfindlichkeit, deren Erreichung unser höchstes Ziel sein muß, weil diese Art der Hypnose, an welche sich dann die Narkose anschließt, für den Kranken das Ideal darstellt; denn je mehr die Hypnose an die Stelle der Narkose gesetzt werden kann, desto geringer ist der Verbrauch an Betäubungsmitteln, desto ungefährlicher die Narkose (Herz-Nierenkranke), desto geringer die postnarkotischen Erscheinungen.

Insoferne aber bei unserem Vorgehen stets Hypnose und Narkose vereinigt werden, bedeutet die Herbeiführung der hypnotischen Analgesie keine conditio sine qua non — sie bedeutet eben nur das »Ideal«.

Auswahl der Fälle.

Zur Hypno-Narkose eignet sich jeder Kranke. Eine absolute Kontraindikation gegen die Hypno-Narkose kenne ich nicht. Wenn die Operateure Gelegenheit gehabt haben werden, den Wert der

Hypno-Narkose zu erproben, werden sie dieser Ansicht beipflichten. Auf die relative Kontraindikation, welche durch den Kranken, seine Erregbarkeit, »Angst« vor der Hypnose usw. gegeben sein kann, erübrigt es sich, nochmals einzugehen. Weigert sich der Kranke, sich den Vorhypnosen mit dem Ziel der Hypno-Narkosen zu unterwerfen, so werden, können und dürfen wir ihn nicht zwingen. Ich würde sogar jede Überredung, jeden Schein des psychischen Zwanges zu vermeiden dringend raten.

Wenn K. nicht begreifen kann, daß es sich nur um seinen eigenen Vorteil handelt, dann verwendet H. seine Zeit fruchtbringender als zum meist aussichtslosen Kampf gegen Dummheit oder Vorurteile.

Wenn die Hypno-Narkose einmal voll anerkannt und demgemäß gewohnheitsmäßig geübt werden wird, wird sie kaum ein Kranker ablehnen. Und der Hypnotiseur wird so gut wie nie eine mißlungene Hypnose zu verzeichnen haben.

Vorteile der Hypno-Narkose.

I. Unmittelbare.

a) Vor der Operation.

Der Kranke befindet sich wohl immer in einer gestörten Stimmungslage. Zumal, wenn es sich um den ersten Eingriff, und um einen größeren handelt. Nur wer das Seelenleben des Menschen, wer die »Erwartungsaffekte« nicht kennt, wird diese Tatsache leugnen oder gering achten. Über die Empfindungen des zu Operierenden sind wohl nur sehr wenige Ärzte unterrichtet — solange sie nicht selbst operiert wurden. Namentlich wenn es sich um einen größeren Eingriff handelt, wird der Gedanke an einen unglücklichen Ausgang nicht selten eine wesentliche Kraft gewinnen.

Das Seelenleben wird dadurch aus dem Gleichgewicht gebracht. Für den Operateur, d. h. für das Gelingen der Operation bedeutet dieser Umstand nichts. Sehr viel aber für den Kranken, dessen Nervensystem eine sich erst später offenbarende Schädigung von dieser und durch diese Zeit erleiden kann. Wie häufig diese Schädigungen sind, erfahren die Operateure seltener als die Internisten und Neurologen. Es kann darum nicht wundernehmen, daß diese Tatsache gebührende Berücksichtigung nicht erfährt.

Diese Excitatio ante operationem ist jedem Chirurgen wohl be-

kannt. Sie zwingt ihn öfter, Beruhigungs- oder Schlafmittel zu ver-
ordnen.

Zu der Operationsangst aber tritt die Narkoseangst.
Letztere läßt sich durch den Hinweis auf die Tatsache, daß Todesfälle durch die Narkose zu den Seltenheiten gehören, infolge der
neueren Anwendungsart von Narkosegemischen mit oder ohne Zu-
fuhr von Sauerstoff noch seltener geworden sind, bei solchen
Menschen nicht ausschalten, bei welchen sich eine Angstvorstellung
einmal in das Bewußtsein eingegraben hat. Denn alle statisti-
schen wissenschaftlichen Nachweise unterliegen der
Gewalt der Gerüchte, der Zeitungsnachrichten und
Wörterbuchgelehrsamkeit.

Bei den jetzt besprochenen Kranken wurde im allgemeinen
körperliche und nervöse Gesundheit vorausgesetzt.

Handelt es sich aber um mehr oder minder stark Nervöse, durch
Schmerzen und Schlaflosigkeit Heruntergekommene, oder gar um
Herzleidende, so wird diese Operationsangst zu einer Qual für
den Kranken, und zuweilen zu einer ernsten Hemmung für den
Operateur führen können.

Hier setzt die Hypnose ein.

Ihren günstigen Einfluß wird sie bei allen Fällen erweisen,
auch bei denen, welche der Operation mit Ruhe entgegensehen.

Bei den an Angst und Schlaflosigkeit Leidenden tritt folgendes
Verfahren ein:

H.: »Sie sollen morgen (in 2 oder ... Tagen) operiert werden.«
K.: »Ja. Ich habe aber schreckliche Angst vor der Operation.«

Die weitere Unterhaltung hängt ab:

a) von der Individualität, von der Intelligenz, der sozialen Stellung, den vorhandenen oder vorauszusetzenden Willensqualitäten.
Über all dies belehrt uns die Vorgeschichte;

b) von der Art der Operation, ob es sich um einen ersten Eingriff handelt, ob die Prognose absolut oder relativ günstig ist.

H. muß vorher durch den Operateur eingehend unterrichtet
sein, was der Kranke über die Operation weiß. Sonst ergeben sich
Widersprüche, welche K. sehr ungünstig beeinflussen werden.

Unter allen Umständen empfiehlt es sich für H., die Operation als solche nicht in den Kreis seiner Besprechung zu ziehen,
dies vielmehr dem für die Operation verantwortlichen Operateur zu
überlassen, der über die dem H. meist mangelnde Sachkenntnis und
Erfahrung verfügt.

H. muß sich dieses Verhalten geradezu zur Regel, und — nach Rücksprache mit dem Operateur — nur in jenen Fällen eine Ausnahme machen, bei welchen die Sterilisation oder Kastration vorgenommen wird.

Die Entfernung der Hoden, Ovarien, des Uterus mag als einfache Operation gelten. Für den Kranken bedeutet sie eine nicht hoch genug zu bewertende »Komplikation«.

Weniger für den Mann, als für die in jüngeren Jahren stehende, noch fortpflanzungsfähige Frau.

Auf die Frage der unmittelbaren oder mittelbaren Schädigung des Stoffwechsels infolge des Fortfalls der an der inneren Sekretion beteiligten Körperwerkzeuge gehe ich nicht ein. Vielmehr denke ich nur und ausschließlich an die seelischen Folgen.

Diese können zu schweren nervösen und psychischen Zustandsbildern führen, welche dem Chirurgen wohl ebenso wie dem Internisten und Neurologen bekannt sind, aber in ihrer ganzen Bedeutung nur letzteren vor Augen treten.

H. wird also daran zu denken haben, daß die z. B. einer Eierstock- oder Gebärmutterentfernung zu unterwerfende junge Frau die Operation als solche nicht fürchtet, sondern ihre Folgen, über welche sie sich möglicherweise verkehrte oder übertriebene Vorstellungen macht.

H. wird sich vergegenwärtigen, daß diese Frau ihren »Geschlechtscharakter«, ihre Anziehungskraft für ihren Mann — oder für Männer, daß sie ihre »Jugend« zu verlieren fürchtet.

H. wird gut daran tun, keine direkten Fragen zu stellen, um eine vielleicht nicht vorhandene Befürchtung nicht auszulösen. Besteht sie aber, und wird sie geäußert, so kann H. durch eine kurze und bestimmt gefaßte Aufklärung, welche die Vernichtung der Besorgnis zum Inhalt und Ziele nimmt, der Gefahr vorbeugen, daß sich diese Vorstellung in das Bewußtsein von K. eingräbt (fixiert) und so der Erfolg der gelungenen Operation sich nur auf das somatische Leben erstreckt, das psychische aber unheilvoll beeinflußt.

H. fährt fort:

»Daß Sie Angst haben, kann ich wohl verstehen. Wenn Sie aber meinen Ausführungen folgen, werden Sie erkennen, daß Sie der Operation mit voller Ruhe entgegensehen können.

Was fürchten wir bezüglich einer Operation? Eigentlich doch nur das Unbekannte. Wenn wir uns aber klar machen, daß wir als Kranker einschlafen, und als Gesunder erwachen, dann müßte uns statt des Gefühles der Angst, Sorge, Beklemmung, das der größten Freude erfüllen.

Die Schmerzen während der Operation können Sie nicht fürchten, denn Sie werden vollkommen unempfindlich gemacht.

Die Narkose können Sie nicht fürchten, denn diese Furcht wäre — Sie dürfen das Wort nicht übelnehmen — kindisch.«

K.: »Es sind doch schon Leute aus der Narkose nicht wieder erwacht.«

H.: «Wissen Sie, wie oft das geschah?

Etwa so regelmäßig, wie uns beim Spazierengehen ein Ziegel auf den Kopf fällt. Haben Sie darum Angst vor der Straße empfunden?

Außerdem ist die Art der Narkose so verbessert worden, daß wir mit irgendwelchen Störungen nicht mehr rechnen.

Wir wollen uns auch darum mit dieser Frage nicht weiter abgeben. Bedrückt Sie noch irgend etwas?«

K.: »Ich habe Angst, daß die Operation mißglücken könnte.«

H.: »Diese Bedenken kann ich — nicht als Arzt — sondern als Mensch wohl verstehen.

Aber gerade diese Sorge können Sie leicht verlieren. Die Diagnose ist scharf und sicher gestellt. Der Operateur verfügt über eine große Erfahrung. Er hat Ihnen Heilung (Besserung) in Aussicht gestellt. Diese Überlegung führt ganz von selbst zu dem Entschlusse, der Kunst des Operateurs volles, uneingeschränktes Vertrauen entgegenzubringen.«

Die bisherige Unterhaltung mit dem Kranken diente dazu:

1. Die ihm innewohnenden Hemmungen zu ergründen;

2. ihn durch Wachsuggestionen zu beeinflussen.

H. fährt fort: »Unsere Bestrebungen erschöpfen sich aber nicht darin, daß wir Sie narkotisieren und die Operation vollkommen schmerzlos durchführen. Wir wollen, daß Sie sich vor und auch nach der Operation wohl und schmerzfrei fühlen.

Dies können wir am besten durch die Hypnose erreichen.

Ich weiß nicht, ob Sie schon etwas über die Hypnose gehört haben. Wenn Ihr Wissen von nicht sachverständiger Seite stammt, ist es sicher falsch.

(Nun folgt die Belehrung, wie sie o b e n angegeben wurde, mit folgenden Zusätzen): Durch die Einfügung der Hypnose erreichen wir:

I. Daß Sie ohne Schlaf- und Beruhigungsmittel die der Operation vorausgehenden Nächte angenehm verbringen. (Die Darreichung eines Brom-, jeweils auch die eines NaCl- oder Bi-Pulvers wird die hypnotische Suggestion leichter zur Entfaltung kommen lassen.)

II. Daß während der Operation weit weniger Chloroform oder Aether gebraucht wird; Sie werden sich schon vor der Operation im Schlaf befinden. Die Narkose dient nur dazu, Sie völlig unempfindlich gegen Schmerzen zu machen.

III. Daß Sie nach der Operation viel schlafen, infolge dieser Ruhigstellung keine oder sehr viel weniger Schmerzen haben, und sich rascher erholen werden.«

Und im Anschluß hieran folgt sofort die:

1. Hypnose.

Diese wird dazu benützt:

1. Die Hemmungen auszuschalten, falls dies durch die vorhergegangene Besprechung nicht, oder nicht völlig geglückt sein sollte.

2. Anästhesie, bzw. Analgesie herbeizuführen.

Es ist selbstverständlich, daß wir uns auf bedeutende individuelle Verschiedenheiten gefaßt machen und diese in unsere Berechnung einbeziehen müssen.

Gegen den Satz:

Die suggestiv zu erzeugende Verminderung oder Aufhebung der Schmerzempfindung gelingt um so leichter und vollständiger, je besser die seelische Vorbereitung, je besser die hypnotische Technik ist, je mehr das »Milieu« der Klinik oder des Krankenhauses der Hypno-Narkose angepaßt, auf sie abgestimmt ist, werden erfahrene Hypnotiseure nichts einzuwenden haben.

Die Vorbereitung und Durchführung der Hypnose ist Sache von H.

Wenn aber H. nicht getragen wird von dem Vertrauen seiner chirurgischen oder gynäkologischen Kollegen; wenn sie von dem großen Werte, welchen die Hypno-Narkose besitzt, nicht überzeugt sind (d. h.: sich nicht überzeugen lassen); wenn sich nicht alles und jeder in den Dienst der Hypno-Narkose stellt und mithilft, die Suggestionsatmosphäre zu schaffen, dauernd zu erhalten — dann wird die Aufgabe von H. erschwert und sicherlich oftmals vereitelt werden.

Soll nun, da die Forderung vertreten wird, daß sich alles und jedes in den Dienst der Hyno-Narkose begeben muß, an Stelle des Operateurs oder Direktors der Klinik (des Krankenhauses, des Sanatoriums), der Hypnotiseur — herrschen? Davon kann natürlich nicht die Rede sein. Und ich werfe die obige Frage auf, um einem möglichen Mißverständnis zu begegnen, um zu verhindern, daß die wertvolle Sache an Zuständigkeitsbedenken von Personen scheitert (Kompetenzkonflikte!)

H. ist ein Hilfswerkzeug des Operateurs; dieser trifft die Entscheidung, ob die Hypno-Narkose zur Anwendung gelangt oder nicht. Dieser unterrichtet H. über die Art, die Aussichten der Operation. Dieser führt H. zu K.

Es unterliegt für mich keinem Zweifel, daß einmal (olim) die Frage, ob Hypno-Narkose oder reine Narkose vorgenommen wird, so gut wie gar nicht zur Beratung und in der Regel die Hypno-Narkose zur Anwendung kommt.

Das Interregnum aber ist die wichtigste, für alle beteiligten Ärzte die schwerste Zeit, die zu überwinden gegenseitiges Vertrauen und der Wille nötig sein wird, an der Durchführung einer neuen Methode gemeinsam zu arbeiten.

Einige Schwierigkeiten sollen hervorgehoben werden:

An der Art, wie der Operateur H. bei K. einführt, kann das Gelingen der Hypnose scheitern.

Der Operateur ist für den Kranken eine Autorität. Also eine suggestiv wirkende Persönlichkeit.

Sein Name, sein Können, seine bekannten bisherigen Erfolge »beeinflussen« den Kranken in erster Linie.

Sein Erscheinen an der Spitze der Oberärzte und Assistenten, begleitet durch die Oberin und (oder) Schwestern, erzeugt weitere (und zwar sehr wesentliche) Suggestionen. Kommt dazu die vielen erfahrenen Operateuren eigene Ruhe, Selbstsicherheit, Bestimmtheit, so wirken alle diese Umstände in äußerst günstiger Weise auf den Kranken ein. Seinen Worten wird gelauscht, seine Mienen und Gebärden werden beobachtet.

Dieser Mann führt H. an das Bett von K. und sagt: »Der Herr Doktor wird versuchen, Sie zu hypnotisieren.«

Es kann fast mit Sicherheit vorausgesagt werden, daß H., wenn er nicht über eine ungewöhnliche Technik und Erfahrung verfügt, keinen Erfolg haben wird.

Sagt aber der Operateur etwa: »Dieser Arzt hat von mir den Auftrag erhalten, Sie einer Vorbehandlung zu unterziehen, welche für Sie die größten Vorteile in sich birgt; ich bitte Sie, sich ihm anzuvertrauen und seine Vorschriften so zu beachten, als kämen sie von mir« — dann hat H. bereits einen Teil der von dem Operateur ausgehenden Suggestionen übertragen erhalten.

Des weiteren: Die Operationsabteilung muß einen b e-
s o n d e r e n, abseits und r u h i g g e l e g e n e n, geschmackvoll aus-
gestatteten R a u m in möglichster Nähe des Operationssaales b e-
s i t z e n.

Alle Pflegepersonen müssen auf das genaueste darüber belehrt
sein, d a ß i h n e n j e d e U n t e r h a l t u n g m i t d e m K r a n k e n ü b e r
H y p n o s e s t r e n g s t e n s v e r b o t e n i s t.

Es ist ihnen auf das Eindringlichste vorzustellen, daß sie durch
Zuwiderhandlung gegen dieses Gesetz den Erfolg in Frage stellen,
also die Kranken schädigen können.

Da es unvermeidbar bleibt, daß die Kranken sich nach dem
»Hypnosenzimmer« und nach dem Hypnotiseur erkundigen, so ist
es notwendig, den Pflegepersonen eine F o r m e l einzuprägen, mit
welcher sie alle Fragen beantworten.

Diese könnte den Inhalt haben: »Die Hypno-Narkose ist eine
Vereinigung der Hypnose mit der Narkose, eine neuere Methode,
durch welche die Narkose abgekürzt und das Befinden der Kranken
gehoben wird. Alles Nähere sagt Ihnen der Arzt.«

Somit ist unter dem »Milieu, unter der Forderung, alles und
jedes muß sich dem Dienst der Hypno-Narkose anpassen«, zu verstehen: örtliche und seelische Anpassung.

Es liegt klar zutage, daß der beste Erfolg dann gewährleistet
sein wird, wenn der Operateur selbst die Rolle von H. übernimmt.
Die Gründe wurden besprochen.

Hiezu werden anfänglich nur wenige geneigt sein, da sie, nicht
mit Unrecht, das Opfer an Zeit fürchten. Allein die hypnotische
Vorbereitung wird immer weniger zeitraubend, wird immer leichter
sein; sie wird viel rascher ablaufen, als meiner breiten Schilderung
gemäß anzunehmen wäre — j e h ä u f i g e r d i e H y p n o - N a r k o s e
z u r A n w e n d u n g g e l a n g t, je ausgebildeter die Ärzte in der
Technik sein werden, je s e l b s t v e r s t ä n d l i c h e r es dem K r a n k e n
e r s c h e i n e n w i r d, d a ß a n S t e l l e d e r N a r k o s e d i e H y p n o -
N a r k o s e g e t r e t e n i s t.

Der Operateur aber wird, wenn er n u r e i n m a l die Hypno-
Narkose selbständig vorbereitet hat, über das Gelingen so erfreut
sein, daß ihm dieser Erfolg als ein seelischer Gewinn seinen Beruf
noch lieber machen wird.

F ü r d e n p r a k t i s c h e n A r z t, zumal auf dem Lande, dem es
an Assistenz meist fehlt, kommt etwas anderes nicht in Frage, a l s
d a ß e r O p e r a t e u r u n d H y p n o t i s e u r i n e i n e r P e r s o n i s t,
wenn es sich um leichtere Eingriffe handelt.

Wir setzen also voraus, daß das Zukunftsbild Gegenwart wurde — die hypnotisch-suggestive Umgebung ist geschaffen. Die Hypnose ist rasch eingetreten; K. liegt ruhig schlafend in dem Bette.

H.: »Wie fühlen Sie sich?«

K.: »Gut (ruhig).«

Fällt die Antwort gegenteilig aus, so sind die Ursachen zu ergründen und durch angepaßte Suggestion auszuschalten. Meist wird aber die Antwort wie oben lauten, wenn Vorbereitung und Einleitung der Hypnose in der beschriebenen Weise durchgeführt worden sind.

Jetzt folgt als erste Suggestion:

H.: »Sie werden in den nächsten Tagen noch einmal (einigemal) hypnotisiert werden. Sie werden rasch einschlafen und sich nach dem Erwachen frisch und ausgeruht fühlen.«

Zweite Suggestion: »Ich streiche über Ihre Hand. Die von mir (mit dem Finger oder dem Stiele des Perkussionshammers) berührte Stelle wird vollkommen empfindungslos. Wenn ich jetzt mit einer Nadel die Haut durchsteche, fühlen Sie nicht den geringsten Schmerz.

(Die Suggestion wird in den meisten Fällen Verwirklichung finden. Wenn nicht, wird sie in bestimmter Weise wiederholt. Gelingt die Herbeiführung der Anästhesie auch bei späteren Hypnosen nicht, so halten wir uns dabei nicht auf, denn dieser Umstand beeinträchtigt die Hypno-Narkose als solche nicht.)

In gleicher Weise wird (wir bezeichnen die Gegend der Operation) auch jede Stelle, mit welcher der Operateur zu tun hat, vollkommen empfindungslos werden, noch bevor Sie sich in tiefer Narkose befinden.«

Dritte Suggestion: »Sie schlafen die ganze Nacht hindurch, ohne aufzuwachen.«

(Selbstverständlich sind Suggestionen, welche »Zauberkunststücke« zum Inhalt haben, zu unterlassen. Die Suggestibilität, besonders von Menschen, welche an Nerv und Seele gesund sind, hat ihre Grenzen.

Liegt ein Kranker vor uns, der eines überaus schmerzhaften Leidens wegen operiert werden soll, der schon Wochen oder Monate lang hohe Gaben von Betäubungsmitteln erhalten hat, so werden wir nicht annehmen dürfen, daß die einfache Suggestion — Sie werden die ganze Nacht durchschlafen, keine Schmerzen haben — haftet und sich erfüllt.

Ich verweise diesbezüglich auf die allgemeinen Ausführungen.)

»Sollten Sie dennoch erwachen, so werden Sie sich in der Weise verhalten, wie ich Ihnen dies gezeigt habe.

Also: Sie bleiben ruhig liegen, denken nur an Schlaf, stellen sich vor, ich säße an Ihrem Bette, Sie hörten meine Stimme — und rasch verfallen Sie wieder in Schlaf.«

Es wird sich empfehlen, auf Suggestion 2 zurückzukommen und eine Wiederholung vorzunehmen.

Die von verschiedenen Beobachtern erteilte Warnung möchte ich an dieser Stelle nachdrücklich hervorheben: Nur nicht zu viel suggerieren wollen!

Wir können von Normalhypnosen nicht den »Effekt« im wahrsten Sinne des Wortes erwarten, wie bei Hysteriekranken oder bei den sogenannten Medien. Und für unsere, lediglich auf die Hypno-Narkose eingestellten Bestrebungen benötigen wir dies nicht.

Daraus folgt: Nur unbedingt notwendige, sehr wenige Suggestionen erteilen. Diese klar, bestimmt, scharf umrissen, mehrfach betont und wiederholt geben.

Die Dauer des hypnotischen Schlafes wird von der Eigenart des Falles abhängen.

Die erste Hypnose wird zweckmäßig nach dem Mittagessen oder in später Abendstunde (9—9½ Uhr) vorgenommen.

Besteht größere Unruhe infolge von Schmerzen, so kann ein Hypnotikum oder ein Suggestivpulver eine Stunde vorher verabfolgt und an die Hypnose durch entsprechende Suggestion der Nachtschlaf angeschlossen werden.

Morphium, Opium, Pantopon usw. sind zu vermeiden, wenn nicht der Operateur aus bestimmten Gründen solches verordnet wissen will.

Mit dem Gelingen der ersten Hypnose ist der Erfolg entschieden.

Das Mißlingen darf nicht entmutigen. Es verlangt die Anwendung der anderen, oben entwickelten Methoden.

Die Hypnosen werden an den folgenden Tagen in gleicher Weise, möglichst zur gleichen Zeit durchgeführt.

Die letzte Hypnose vor der Operation.

Diese geht am Abend (falls die äußeren Umstände dies gestatten) vor sich.

H.: »Sie werden diese Nacht in tiefem, ruhigem Schlaf verbringen. Wenn ich Sie morgen früh besuche, sind Sie heiterer, zuversichtlicher Stimmung. Sie werden augenblicklich in tiefen Schlaf verfallen, sowie Sie mich (den Finger) ansehen und ich meine Hand auf Ihre Stirne lege.« (Wenn es notwendig erscheint, wird ein Narkotikum gereicht.)

Die eigentliche Hypno-Narkose.

(Voraussetzung ist, daß H. die Narkosetechnik beherrscht.)

H.: »Ich werde Sie, wie diese Tage abermals hypnotisieren und dann narkotisieren. (Geschieht.)

Sie werden jetzt schlafen; kein Geräusch dringt zu Ihrem Bewußtsein. Nur meine Stimme hören Sie.

Sie hören mich?«

K.: »Ja.«

H.: »Zählen Sie langsam nach, wie ich vorzähle.

Eins — zwei — (ruhig und tief atmen).

Drei — vier —

Ich lege Ihnen die Maske vor das Gesicht — Sie werden nichts empfinden; Sie atmen langsam — so ist es gut — Sie zählen weiter —« (mittlerweile beginnt die eigentliche Narkose, sie schleicht sich in die Hypnose ein).

Das von vielen Operierten als überaus quälend empfundene »Erstickungsgefühl« wird auf diese Weise vollkommen ausgeschaltet.

Ebenso das Exzitationsstadium.

Sowie der Operateur angibt, daß die Operation in der Hauptsache beendet ist, soll die Narkose aus-, und die Hypnose wieder einschleichen.

Die Zuführung des Narkosegemisches ist allmählich zu verlangsamen und so frühzeitig abzubrechen, daß die letzten Verrichtungen (Hautnähte, Verband) schon in Hypnose, nicht mehr während der Narkose vorgenommen und beendet werden.

Der Verbrauch an Narkosemitteln kann auf ein Drittel und weniger herabgesetzt werden. Mit zunehmender Beherrschung der Methode gelingt es leicht, kleinere Eingriffe während einer Hypnonarkose vorzunehmen, bei welcher die Narkose als solche nur noch eine unterstützende, die Hypnosenwirkung verstärkende Rolle spielt.

Was aber für die Kranken, welche der Hypno-Narkose unterworfen werden, die bedeutsamste Erleichterung darstellt, ist der Umstand, daß bei richtig erteilten Suggestionen das Erwachen ein euphorisches ist, und die bekanntermaßen so häufig auftretenden Zustände von Übelkeit und Erbrechen ausgeschaltet werden. Eine gut durchgeführte Hypno-Narkose läßt uns eben mit weit geringeren Mengen Chloroform usw. auskommen; die chemisch erzeugte Vergiftung ist daher von geringerem Grade, somit auch ihre Nachwirkungen. Wer mit angesehen hat, wie quälend jene Erscheinungen empfunden werden, welche Schmerzen das Erbrechen bei frisch Operierten in der Wunde erzeugt, wer Zeuge davon war, wie eine nach schwerer Operation aus der Äthernarkose Erwachende zwölf Stunden hintereinander unaufhörlich erbrach, nur der vermag zu beurteilen, welche Wohltat wir dem Kranken bereiten, wenn wir uns der Hypno-Narkose auch aus dem Grunde bedienen, die Menge des Narkotikums zu beschränken und durch die Hypnose als solche eine allgemein beruhigende Wirkung auszuüben.

Nach der Operation.

Die Hypno-Narkose ist in der Weise durchzuführen, daß der Operierte wie aus einem regelrechten Schlafe erwacht. Stärkere Übelkeit oder Erbrechen darf nicht auftreten. Kommt es zu heftigeren Schmerzen, so ist sofort wieder eine Hypnose einzuleiten, erforderlichenfalls von dem hypnotischen Dauerschlaf Gebrauch zu machen.

Wetterstrand, Vogt und andere haben den hypnotischen Schlaf in der Form langen (Dauer-) und kürzeren (Erholungsschlaf) mit ausgezeichnetem Erfolg angewandt. Ich habe eine Kranke durch mehrere Wochen hindurch bis zu 36 Stunden hintereinander schlafen und nur zu jenen Zeiten aufwachen lassen, welche der Körperpflege und Nahrungsaufnahme dienten. Der hypnotische Dauerschlaf setzt uns in die Lage, den Ernährungszustand in kurzer Zeit zu heben, indem Eßunlust, Widerwille gegen gewisse Nahrungsmittel, Verdauungsstörungen suggestiv beeinflußt werden können. Daß wir uns seiner in der Chirurgie mit ganz besonderem Nutzen bedienen können, daß wir in ihm eine unschätzbare Hilfe für den Operierten, wie für den Operateur besitzen, bedarf keiner näheren Ausführung. Die hierzu notwendigen äußeren Bedingungen sind durch die Klinik, durch das Krankenhaus oder das Sanatorium zu schaffen.

Was die Technik des Dauerschlafes betrifft, so erfordert diese keine andere Anweisung für den Arzt als die, daß er es verstehen muß, einen tieferen Grad der Hypnose herbeizuführen. Wer sich über die Gradeinteilung der Hypnose unterrichten will, den verweisen wir auf die besonderen Lehrbücher. Viele der ausführlichen Darstellungen über die verschiedenen Grade der Hypnose haben keine andere als geschichtliche Bedeutung. Insbesondere gilt dies für die Charcotsche Bezeichnung von kataleptischem, lethargischem und somnambulem Stadium. Diese Bezeichnungen hängen natürlich mit seinen an sogenannten Hysteriekranken gewonnenen Erfahrungen und beobachteten Erscheinungen zusammen.

Der Praktiker folgt am besten jener Einteilung, welche von einer leichten, oberflächlichen und einer tieferen Hypnose spricht. In den meisten Fällen genügt die Herbeiführung einer leichteren Hypnose (des somnolenten Zustandes), in welchem, wie Forel ausführt, Schläfrigkeit, Schwere der Glieder, Hemmung der Augenlider die vorherrschenden Zeichen sind, um therapeutische Suggestionen zur Entfaltung zu bringen. Handelt es sich jedoch darum, Unempfindlichkeit und Dauerschlaf herbeizuführen, so muß tiefere Hypnose erzielt werden. Die Überführung der leichten oberflächlichen in die tiefe Hypnose wird durch entsprechende Suggestionen vorgenommen. Ihr Gelingen hängt von der Technik des Arztes, der Individualität des Kranken, und ganz besonders von dem Milieu ab. Wenn die erste und die letzte Vorbedingung erfüllt ist, dann spielt die zweite eine nur nebensächliche Rolle. Ich will die Art, welche ich meist zur Anwendung brachte, kurz darstellen.

Nachdem ich mich überzeugt habe, daß Somnolenz eingetreten ist, lasse ich die Stirnhand liegen und erteile folgende Suggestionen:

H.: »Sie sind jetzt müde geworden, die Augenlider bleiben geschlossen. Sie empfinden noch den leichten Druck meiner Hand. Allmählich bekommen Sie das Gefühl, daß dieser Druck immer schwächer wird und verschwindet. Der Ruhezustand geht in Schlaf über. — Sie schlafen — tief, ruhig, so lange, bis ich Sie wecke.« (Mehrmalige Wiederholung mit immer leiser werdender Stimme.)

(Habe ich Grund zur Annahme, daß die Suggestion angenommen und verwirklicht wurde, so lasse ich K. je nach den Umständen kürzere oder längere Zeit schlafen. Andernfalls wende ich die »fraktionierte Methode« an.)

Ist die tiefere Hypnose eingetreten, so wird wiederum, je nach den Umständen, jene Suggestion erteilt, auf welche es in dem besonderen Fall ankommt.

Ich habe bereits an einer früheren Stelle darauf aufmerksam gemacht, daß die Erteilung einer ganzen Reihe von Suggestionen ein verkehrtes Beginnen darstellt. Handelt es sich um die Herbeiführung des Dauerschlafes, so wird K. etwa nach einer halben oder

einer Stunde geweckt und vorher die posthypnotische Suggestion
erteilt, daß am gleichen oder am folgenden Tage zu einer ganz bestimmten Zeit die Hypnose neuerdings angewendet werden würde.
Haftet diese posthypnotische Suggestion, so genügt es, daß der
Kranke sich zu jener Zeit niederlegt, um von selbst in Schlaf zu
verfallen. Es empfiehlt sich aber nicht, es auf diesen Versuch an-
kommen zu lassen, vielmehr zu der angegebenen Zeit K. aufzusuchen und neuerdings zu hypnotisieren. Diesmal läßt man K.
bereits mehrere Stunden schlafen. Später genügt in den meisten
Fällen die Erteilung der Suggestion: »Sie werden solange schlafen,
bis ich Sie aufwecke und zwischendurch durch keine Geräusche
gestört werden. Die von der Schwester gereichten Speisen nehmen
Sie zu sich usw.«

Um zu erkennen, welche besonderen Vorteile diese Hypnose
bietet, vergegenwärtigen wir uns einige der häufigeren Fälle:

A. Abtragung einer Gliedmaße. Je ruhiger der Operierte
liegt, desto geringer sind die Gefahren der Nachblutung. Nicht alle
Krankenhäuser sind derart eingerichtet, daß, wenn eine Nachblutung
auftritt, ärztliche Hilfe augenblicklich zur Stelle sein kann. Daß auf
diese Weise schon manche unerfreulichen Zwischenfälle eingetreten
sind, ist bekannt. Eine sehr beliebte Art, die Ruhigstellung
des Kranken zu erreichen, besteht in der unbedenklichen
Darreichung von Morphium-Skopolamin. Wird verhältnis-
mäßig weniger Morphium als Skopolamin genommen, so bedeutet
dies die Anlegung einer chemischen Zwangsjacke, im umgekehrten
Falle beschwören wir die Gefahr des chronischen Morphinismus
herauf. Nach schweren Operationen ist sorgfältigste Ernährung geboten. Die Nervenärzte und Psychiater wissen am besten, wie sehr
die Eßlust durch Skopolamin zuweilen beeinträchtigt wird.

Die halluzinatorischen Empfindungen (Schmerzen, welche nicht
mehr vorhandene Gliedmaßen betreffen) können als rein psychogene
in der Hypnose suggestiv noch stärker beeinflußt werden, wie die
an dem Amputationsstumpf auftretenden.

B. Laparatomien. Wenn der Operierte Rückenlage einnehmen und sich möglichst wenig bewegen soll, so müssen wir
daran denken, daß es viele Gesunde gibt, welche auf dem Rücken
liegend nicht zu schlafen vermögen, falls sie früher gewohnheitsmäßig linke oder rechte Seitenlage eingenommen haben. Bei schweren
Entbindungen wurde die Hypnose von verschiedenen Seiten erfolgreich angewendet. Besonderen Nutzen wird sie nach der Entbindung, welche mit oder ohne operativen Eingriff vor sich ging,

stiften, abermals dadurch, daß sie eine ruhige Rückenlage viel leichter
ermöglicht.

C. Der Eingriff bei größerem, tiefer liegendem Struma, welcher
meist, wenn nicht ausschließlich mit Hilfe von Morphium-Skopolamin
und örtlicher Betäubung ausgeführt wird, bedeutet beträchtliche Gefahren, insbesondere wegen der Möglichkeit stärkerer Blutungen,
falls der Kranke während der Operation heftigere Bewegungen voll-
führt. In solchen Fällen sollte regelmäßig die Hypnose mit zur
Anwendung kommen. Ich habe bei einer schweren Strumaoperation
die suggestive Beeinflussung jedesmal, wenn die Kranke Abwehr-
bewegungen beginnen wollte, zur Anwendung gebracht. (Im übrigen
fand die Operation in Lokalanästhesie statt. Bei einem zweiten Eingriff in reiner Lokalanästhesie starb die Kranke, woraus natürlich
keinerlei Schlüsse gezogen werden dürfen.)

D. Einer großen Gruppe, und zwar operierten (wie auch nicht
operierten Frauen, nach der Entbindung und während des Still-
geschäfts) ist ein Zeichen gemeinsam. Es beginnt Schlaflosigkeit
aufzutreten. Durchaus nicht immer sind Schmerzen, sondern oftmals n u r seelische Ursachen hieran schuld. In vielen Fällen bestand schon vorher ein schlechtes Schlafvermögen. Ich habe aber
Fälle beobachtet, welche vor der Operation durchaus regelrecht und
nach vollkommen geglücktem Eingriff schlecht schliefen. Der durch
die Verkündigung, die Ausführung der Operation, Entfernung aus
dem Hause, der Familie, Verbringung in die Klinik versetzte gemütliche Shock wird allzuleicht — allzuleicht genommen. Und zwar
darum, weil ein vielbeschäftigter Operateur nicht die Möglichkeit
hat, diese seelischen Zustände selbst zu beobachten, zumal er in
den meisten Fällen den zu Operierenden vorher nicht oder nur
flüchtig kannte und er nach der Operation auf die Beobachtung
seiner Assistenten oder Schwestern angewiesen ist, welche ihrer-
seits bisher nichts anderes lernten, als daß Schlaflosigkeit am ein-
fachsten durch medikamentöse Mittel zu bekämpfen sei. Von einer
anderen Möglichkeit (neben der seelischen Behandlung), z. B. hydro-
therapeutischen Maßnahmen, kann bei frisch Operierten nur in den
seltensten Fällen Gebrauch gemacht werden.

Eine Quelle der Schlaflosigkeit stellt auch das Stillgeschäft
der Mutter dar. Eine weitere, der sehr bedauerliche, aber nicht
vollkommen zu behebende Übelstand, daß mehrere Kranke in einem
Saale liegen. Auch in solchen Fällen werden die gegen Geräusche
Empfindlicheren mit Schlafmitteln behandelt. Der Hinweis darauf,
daß die hypnotische Behandlung zwecks Herbeiführung

von Schlaf für überfüllte Krankenhäuser die beste Methode darstellt, bedarf für diejenigen, welche die bisherigen Ausführungen überzeugt haben, weiterer Begründung nicht.

Die Hypnose im Dienste der chirurgischen Nachbehandlung wirkt, sei es, daß wir sie zur Hebung des Allgemeinbefindens, der Ernährung, zur seelischen Beruhigung oder in der Form des Dauerschlafes anwenden, ursächlich. Und jede ursächlich wirkende Behandlungsart ist stets und immer die beste.

Der Abschluß der hypnotischen Nachbehandlung.

Diese muß sich zum Ziel setzen: möglichst kurze Zeit zu währen. Eine schärfere Umgrenzung dieses Zeitbegriffs zu geben ist unmöglich. Sie hängt von den einzelnen Fällen ab. Je besser der Arzt die Hypnose erläutert, eingeleitet und durchgeführt, je mehr er sich der selbsttätigen Mitarbeit des Kranken außerhalb der Hypnosen versichert, je mehr er es verstanden hat, Psychotherapie im allgemeinen anzuwenden, Willensübung, Selbstbeherrschung, Abhärtung im besonderen durchzuführen, desto schneller wird er den Kranken sich selbst überlassen können. Die hypnotische Behandlung war nur ein Mittel zum Zweck. Grundsätzlich darf keine Entlassung stattfinden vor Ausschaltung aller Schlaf- und Beruhigungsmittel, falls solche überhaupt gegeben wurden. In der Entlassung eines Kranken aus der Behandlung, während welcher dieser sich an Schlafmittel gewöhnt hat oder an sie gewöhnt wurde, vor längere Zeit dauernder Entwöhnung erblicke ich einen Kunstfehler, der sich nicht nur dann rächt, wenn Morphium gegeben wurde. Nur der Nervenarzt weiß, welche Zahl von Menschen ohne Wissen ihrer Umgebung jahre- und jahrzehntelang Schlafmittel gebrauchen. (Mit an erster Stelle stehen in dieser Beziehung Ärzte, Apotheker und Pflegepersonen.)

Im Verfolg der letzten Hypnosen vor der Entlassung empfiehlt es sich, eine Suggestion mit stärkster Betonung zu erteilen und zu wiederholen: Daß der Kranke in der Zukunft niemals von anderer als von ärztlicher Seite und zu anderen als therapeutischen Zwecken hypnotisiert werden kann. Diese Vorsicht ist deshalb am Platz, weil immerhin die Möglichkeit besteht, daß sich ein Kranker zum Objekt hypnotischer Experimente hergibt.

Unbedingte Forderungen.

Eine Krankenanstalt, welche die Hypno-Narkose erfolgreich zur Anwendung bringen will, hat von unbedingten Forderungen folgende zu erfüllen:

1. Das Hypnosenzimmer muß abseits und ruhig und doch in der Nähe des Operationssaales gelegen sein. Auch Kranke, welche im Einzelzimmer liegen, werden zweckmäßig zur Vornahme der Hypnose in jenes Zimmer gebracht. Dieses kann durch Vorhänge, zwischen welchen Ruhebetten stehen, der Aufnahme von mehreren Kranken dienen, weil auf diese Weise viel Zeit gespart wird. Die erste Hypnose, welche der Aufklärung dient und vor deren Beginn die Vorgeschichte erhoben werden muß, soll dagegen in der Weise vorgenommen werden, daß jedes Zuhören seitens anderer Personen ausgeschlossen ist.

2. Die hypnotischen Maßnahmen müssen durch einen in allgemeiner Psychotherapie, sowie in der Narkose-Technik theoretisch und praktisch ausgebildeten Arzt vorgenommen werden.

3. Kranke, welche in hypnotischem Dauerschlaf liegen, sind dauernd zu beaufsichtigen. Die aufsichtführende Krankenschwester muß mit den Erscheinungen der Hypnose soweit vertraut sein, daß sie zu beurteilen vermag, ob der Arzt zwecks Vertiefung des Schlafes (drohender Beginn des Erwachens) herbeizurufen ist oder nicht. Außerdem hat sie für die Durchführung der ärztlichen Vorschriften (Ernährung, Körperpflege) und dafür zu sorgen, daß sich von außen keine störenden Geräusche bemerkbar machen.

4. Der Kranke ist vor der Operation im Hypnosenzimmer zu hypnotisieren und in einem daneben liegenden Zimmer derart zu narkotisieren, daß er schlafend auf den Operationstisch gelegt und ihm der Anblick des Operationssaales mit seinen Einrichtungen usw. erspart bleibt.

Bedingte Forderungen.

1. Fallweise muß darüber entschieden werden, ob zwei, drei oder mehr Hypnosen vor der eigentlichen Hypno-Narkose (hypnotische Erziehung) vorgenommen werden müssen.

Diese Vorschriften bedeuten natürlich gewisse Opfer an Zeit; sie müssen im Interesse des Kranken und der Allgemeinheit gebracht werden.

2. Das Hypnosenzimmer soll so eingerichtet sein, daß es, falls sich der Arzt mit einer weiblichen Kranken während der Hypnose

allein befindet, von einer Pflegeperson übersehen werden kann, ohne daß letztere für die Kranke sichtbar ist.

Zusammenfassung.

Überblicken wir nunmehr, was wir über Wesen und Umfang der Hypnose darzustellen uns bemühten, so ist daraus zu entnehmen, daß zu ihrem Anwendungsgebiet gehören: ·

1. Die Behandlung der Psychoneurosen, psychogener Störungen. Für diese stehen uns aber verschiedene andere ebensogute, und bei gewissen Individualitäten sogar empfehlenswertere Methoden zur Verfügung. In vielen Fällen ist das hypnotische Verfahren ein »elektives«, wenn es sich um die Lösung eines eingeklemmten Affektes, um die Aufhellung von Gedächtnislücken (kathartisches-hypermnestisches Vorgehen — Abreaktion) handelt.

2. Die Behandlung der (psychasthenischen) Schlaflosigkeit. Siehe: Friedländer, Psychasthenie und Schlaflosigkeit. Verhandlungen des Deutschen Kongresses für innere Medizin. Wiesbaden 1914. (Bergmann, Wiesbaden.)

3. Die Behandlung des Morphinismus, Kokainismus, Alkoholismus, Entwöhnung von Schlaf- und Reizmitteln.

4. Ihre Verbindung mit allgemeiner Psychopädagogik; Willensübung und Abhärtung zwecks Bekämpfung von Schmerzen, sowie von schlechten Gewohnheiten (Unaufmerksamkeit, nächtliche Unruhe, Schreckhaftigkeit, Onanie usw.).

Besondere, nur ihr eigentümliche Wirksamkeit entfaltet sie:

5. Als differential-diagnostisches Hilfsmittel.

6. Als Hypno-Narkose.

Das hypnonarkotische Verfahren gliedert sich in folgender Weise:

1. Vorbereitung und Aufklärung.

2. Vornahme mehrerer Hypnosen vor der Operation.
    Entweder: a) zum Zwecke der Herbeiführung von Anästhesie.
    Oder: b) um allgemeine Beruhigung zu erzielen.

3. Die eigentliche Hypno-Narkose.

4. Die hypnotische Nachbehandlung:
    a) zum Zwecke der Ruhigstellung des Körpers,
    b) zur Beeinflussung der seelisch-nervösen Vorgänge,
    c) in Form des Dauerschlafs. (Überernährung!)

Die allgemeinen Vorzüge der Hypnonarkose haben wir ausführlich, wenn auch vielleicht noch nicht eindringlich genug behandelt. Auf einen besonderen wollen wir darum hinweisen, weil ihm eine große volkswirtschaftliche Bedeutung zukommt, welche

möglicherweise den stärksten Bundesgenossen zur Überwindung
der anfänglichen Widerstände darstellen wird. Wenn im Deutschen
Reiche alljährlich auch nur ein Drittel der bisher notwendig
gewesenen Mengen von Chloroform, Äther, Sauerstoff
und Schlafmitteln erspart werden, so ergibt eine einfache
Rechnung, eine wie große Summe für Forschungszwecke
der notleidenden Wissenschaft erübrigt werden würde.
Die Erzeugnisse der chemischen Fabriken und Apotheken haben
bis heute einen Aufschlag von 50—300% erfahren.

Durch ein einfaches Verfahren, welches verschiedentlich auch
an anderen Krankenanstalten erprobt wurde, habe ich in meiner
die suggestive Mitwirkung der Schlafmittel nachgewiesen.

Wenn die (nicht Geistes)kranken, welche an »Schlaflosigkeit«
litten, statt wirksamen, unwirksame Pulver in derselben Form (also
statt Veronal, Sulfonal usw., Kochsalz, Zucker in Oblaten) erhielten,
war das Ergebnis in der Mehrzahl der Fälle das gleiche;
zuweilen bei allen.

Ich will damit nicht behaupten, daß wir Schlafmittel vollkommen
entbehren können. Ihre Einschränkung aber müßte die
Regel sein.

Allgemein-Narkose, Lokalanästhesie, Hypno-Narkose.

Wir haben dargelegt, daß — von Cloquet und Chapelain abgesehen, welche 1829 wohl mit als die Ersten größere Eingriffe in der Hypnose unternahmen — Braid das Verdienst zuzuschreiben ist, sein Mißtrauen gegen die Hypnose überwunden und sie der Chirurgie nutzbar gemacht zu haben.

Dem Hinweise darauf, daß schon vor mehr als 50 Jahren, also zu einer Zeit, da die Psychologie und Technik der Hypnose nicht auf ihrer heute erreichten Höhe stand, schwere Operationen an Hypnotisierten ausgeführt wurden, wird von den jetzigen Chirurgen mit dem Einwand begegnet werden:

Daß 50 Jahre eine lange Zeit seien; daß sie bei jenen Eingriffen nicht — — dabei gewesen wären; daß es sich um ein besonderes Krankenmaterial gehandelt haben dürfte. Und die weniger Zweifelsüchtigen werden sagen:

Sie wollten die Möglichkeit, ohne Narkose, mit Hilfe der Hypnose zu operieren, nicht bestreiten; diese Methode sei sicherlich sehr interessant, aber nur in historischer Beziehung; denn mit der mehr und mehr verbesserten Narkosetechnik, der Einführung der Lumbal- und Leitungsanästhesie, der örtlichen Betäubung, des Morphium-Skopolamindämmerschlafes verfügten Chirurgen und Gynäkologen über vollkommen sicher und gefahrlos wirkende Mittel, welche jede andere noch dazu umständlichere Methode entbehrlich machten.

Diesem Einwand ist, soweit reine Hypnose in Betracht kommt, meiner Ansicht nach zuzustimmen. Wir haben bereits darauf hingewiesen, daß hypnotische Analgesie nicht regelmäßig herbeigeführt werden kann.

Für die Hypno-Narkose hat dieser oder ein anderer Einwand nicht die geringste Bedeutung.

Er hätte sie nicht, auch wenn die Narkose tatsächlich gefahrlos, wenn die Lokal- und Lumbalanästhesie in jeder Weise unbedenklich wäre.

Wie steht es mit diesen Fragen?

Ich habe sehr vielen Operationen angewohnt; sehr häufig Narkosen ausgeführt. Gleichwohl darf meine Zuständigkeit für eine Stellungnahme zu jenen Fragen mit Recht angezweifelt werden. Infolgedessen berufe ich mich auf Sachverständige, auf Kollegen der Chirurgie.

Chloroform- oder Äther-Narkose?

Wäre die Allgemein-Narkose als solche gefahrlos, so müßte es gleichgültig sein, ob Chloroform oder Äther zur Anwendung kommt.

Die Chirurgen sind aber nicht in einem Lager vereinigt.

Sauerbruch (»Über den Stand der klinischen und operativen Chirurgie«, Münch. med. Wochenschr. 20. Aug. 1920) bezeichnet als Methode der Wahl die Allgemein-Narkose mit Äther, oft in Verbindung mit Sauerstoff.

Hofmann (Zeitschr. f. Chirurgie 1910) befürwortet die Chloroform-Narkose.

Was den Wert der Sauerstoffzuführung betrifft, scheint auch hierüber — soweit ich mich unterrichten konnte — Einstimmigkeit nicht zu herrschen.

Sauerbruch (l. c.) sagt: »Oft (also nicht regelmäßig) in Verbindung mit Sauerstoff.«

Der Sauerstoff soll den »Chloroformtod« verhindern. Die Zweckmäßigkeit der Anwendung reinen Sauerstoffs hat bereits 1901 Aronson bestritten; er vertrat die Ansicht, daß jener den Chloroformtod nicht verhindern könne. Zu einem ähnlichen Ergebnis gelangte Ziegner in der Bierschen Klinik 1910. (Siehe Hofmann l. c.)

Einer unserer erfahrensten Chirurgen, der auf eine über viele Jahrzehnte sich erstreckende Tätigkeit zurücksieht, erklärte mir, er wende nur Äther an, seitdem er einen Kranken, welcher einige Atemzüge unter der Chloroformmaske gemacht hatte, verlor.

Dieser Operateur vollführte bei einer ihm von mir zugeführten Kranken einen wohlgelungenen schweren Eingriff in Äther-Narkose.

Letztere war von einem Zustand fast pausenlosen Erbrechens (12 Stunden lang!; erst nach Morphiumeinspritzungen weichend) gefolgt. Der Chirurg hat nicht die Möglichkeit, solche 12 Stunden bei seinen Kranken zu verbringen. Er hat darum auch kein vollständiges Bild der Qualen, welche ein derartiger Zustand auslöst. Aber er ist in der Lage, die Gefahren zu erkennen, welche für die Nähte und für das eben operierte Organ geschaffen werden.

Vollkommen vernachlässigt ist der seelische Eindruck, welcher in diesem Falle zu einer absoluten Unverträglichkeit des Äthers (für spätere Eingriffe) führte.

Ob die früher vielfach vertretene Ansicht, daß Äther-Narkosen bedenkliche Störungen der Atmungswerkzeuge im Gefolge haben können, noch heute besteht, entzieht sich meiner Kenntnis.

Erwiesen scheint mir, daß

1. die Frage: Chloroform- oder Äther-Narkose, mit oder ohne Sauerstoff, noch nicht entschieden ist;

2. daß die Gefahren der Allgemein-Narkose nicht völlig aus-geschaltet sind;

3. daß mit aus diesem Grunde gerade von chirurgischer Seite Vorschläge auftauchen, welche danach streben, die Narkose leichter und kürzer zu gestalten.

Zu 2. und 3.: Sauerbruch u. a. stellten fest, daß sich die Menge der Betäubungsmittel verringern ließ, wenn unter Druck-differenz operiert wird.

Andere suchten das gleiche Ziel durch Herbeiführung einer relativen Gehirnblutleere zu erreichen.

Hans (Zentralbl. f. Chirurgie 1910) und Corning-Klapp (Ther. Monatsh. 1910) arbeiteten eine Methode »zur Blut- und Chloro-formersparnis« aus, indem sie eine Abschnürung der Gliedmaßen vornahmen.

Hofmann (l. c.) hat die verschiedenen Vorschläge auf das eingehendste geprüft und weiter ausgebaut. Wie schon gesagt, empfiehlt er die Chloroform-Narkose und zwar die »Handtuch-Überdeckungsmethode« nach Frankenstein und Lotze (Zentralbl. f. Gynäkologie 1908) in Verbindung mit Stauung und tiefen Atem-zügen zu Beginn der Narkose.

Allgemein-Narkose oder örtliche Betäubung?

Ich verzichte auf die Wiedergabe von Stimmen aus den Kreisen der Internisten und Neurologen und lasse wiederum dem zuständigen Facharzte den Vortritt.

Sauerbruch erklärte (l. c.) in seinem großen Vortrage fol-gendes:

»Das Bestreben, die Allgemein-Narkose immer mehr auszu-schalten durch Ersatz der lokalen Betäubungsmittel hat übertriebene (!)

Formen angenommen. Man weist darauf hin, daß die Narkose ge-
fährlicher sei, übersieht aber die Schädigung des Gewebes, die Erschwerung der anatomischen Übersicht und die unmittelbaren Gefahren.«

Sauerbruch berichtet über zwei Todesfälle nach Lokalanästhesie; ein dritter Kranker starb unter Vergiftungserscheinungen
nach einer harmlosen Kieferoperation.

(Wie mir mitgeteilt wurde, sollen mehr als 70 Todesfälle nach
Lokal- und Leitungsanästhesie bekannt sein. Da aber nicht alle
»bekannt« werden, ist ihre Zahl sicherlich sehr viel größer. Die
»vorübergehenden« Störungen finden überhaupt keine besondere
Beachtung. Ich behandelte einen Kollegen, welcher nach einer
Lumbalanästhesie 6 Tage lang an schweren Kopfschmerzen litt; in
einem anderen Falle bestanden sie 8 Tage. Diese uns wohlbe-
kannten, auch nach einfacher Lumbalpunktion auftretenden Erscheinungen sind für viele maßgebend geworden, große Vorsicht walten
zu lassen.)

Sauerbruch fährt dann fort:

»Ganz übersehen wird aber bei der einseitigen Betonung der
Vorteile der Lokalanästhesie ein wichtiger ärztlicher Gesichtspunkt.
Ein Hauptziel der Narkose, die Ausschaltung des Kranken,
wird nicht erreicht.«

Sauerbruch erweist durch die nun folgenden Ausführungen,
daß er nicht nur ein bedeutender Chirurg, sondern auch ein aus-
gezeichneter seelischer Beobachter; daß er im Gegensatz zu vielen
anderen der Ansicht ist, daß die Chirurgie auch an die Psychotherapie denken müsse.

»Für sensible Kranke ist selbst eine kleine Operation, auch
wenn sie schmerzlos verläuft, ein gewaltiges Ereignis.

Bei größeren Eingriffen kann ihr Erlebnis auch bei
voller Schmerzlosigkeit zu einem Verhängnis werden.« — —

Dieser Ausspruch, in solcher Klarheit und Bestimmtheit meines
Wissens noch niemals von einem Chirurgen festgelegt, sollte als
Motto dienen für jedes Lehrbuch der Operationstechnik, sollte in
jedem Hörsaal, in welchem Chirurgie vorgetragen wird, in großen
Buchstaben zu lesen sein.

Die warnenden Stimmen der Internisten und Neurologen sind
bisher meist verhallt.

Als Ursache dafür, daß die Lokalanästhesie so große Verbreitung fand, sieht Sauerbruch nicht ihre Überlegenheit, sondern
daß — — im allgemeinen sehr schlecht narkotisiert wird. Er be-

mängelt, daß in Deutschland d i e Ausbildung der Narkosetechnik versäumt wurde, welche in Amerika stattgehabt hat.

(Mir wurde durch den Chefarzt eines der größten chirurgischen Krankenhäuser von London bekannt, daß dieses — und fast jedes englische — einen »Narkose-Spezialisten« hat. Seine Technik ist so ausgebildet, daß der Operateur Eingriffe ohne seine Mitwirkung ablehnt.)

Wer »wilde« Narkosen gesehen, ihren Einfluß auf den Operateur beobachtet hat, der mit einem Auge das Operationsfeld, mit dem anderen den Kranken betrachten, immer nervöser werdend, viele Male fragen muß, »wie ist die Atmung, wie ist der Puls?« — — der weiß, was S a u e r b r u c h sagen will.

Wir sehen, daß der Einwand, die H y p n o - N a r k o s e sei entbehrlich, weil Allgemein-Narkose und Lokalanästhesie g e f a h r l o s seien, h i n f ä l l i g i s t.

Betrachten wir im Anschlusse an die wiedergegebenen verschiedenen Standpunkte der Chirurgen nochmals die Hypno-Narkose, so werden wir nunmehr schon weniger Widerspruch auslösen, wenn wir sagen:

Übereinstimmung besteht nicht bezüglich der Frage: Sollen wir grundsätzlich Chloroform oder Äther, mit oder ohne Sauerstoff anwenden?

Übereinstimmung aber besteht hinsichtlich des Bestrebens, die Narkose gefahrloser gestalten zu wollen, einmal durch Operation unter Druckdifferenz, durch Erzielung einer Gehirnanämie usw.; des weiteren durch Anwendung solcher Hilfsmittel, welche zu einer Ersparung an Chloroform (siehe H o f m a n n u. a.) führen. —

Die ihrer Gefahrlosigkeit wegen oftmals als klassisches Verfahren gerühmte Lokalanästhesie hat auf diesen Ruhm keinen unwiderleglichen Anspruch.

Kann bei dieser Sachlage bestritten werden, daß die Hypno-Narkose das Verfahren der Wahl bedeutet, wenn wir nur ernstlich versuchen, uns mit ihr vertraut zu machen?

Die Hypno-Narkose vermindert die Gefahren der Allgemein-Narkose (auf welche sich die Anhänger der Lokalanästhesie berufen), indem sie die sonst notwendigen Mengen an Chloroform und Äther um ein Vielfaches verringert. Somit gestattet sie die seltenere Anwendung, die Einschränkung der örtlichen Betäubung, wie dies S a u e r b r u c h empfiehlt.

Wir sind mit Hilfe der Hypnose imstande, auf suggestivem Wege die tiefsten Inspirationen (vor der Narkose und mit Beginn ihres Eintritts) auszulösen (Hofmann).

Die Hypno-Narkose erfüllt auf diese Weise jene Forderungen, welche bezüglich der Herbeiführung einer Anämie des Gehirns aufgestellt worden sind, sie macht die Abschnürung der Gliedmaßen (Thrombosengefahr?), sie macht die Stauungen und die Überdeckungsmethode überflüssig.

Vor allem aber: Die Hypno-Narkose schaltet nicht nur den Kranken für die Zeit des Eingriffes am sichersten aus, sie läßt die mittel- und unmittelbaren seelischen Begleiterscheinungen nicht zur Entwicklung, somit nicht zur Einwirkung gelangen. Die teleologischen Betrachtungen des Chirurgen Häberlin (Westdeutsche Ärzte-Ztg. Nr. 18, 1920) gehen bezüglich des Morphium-Skopolamin-Dämmerschlafes bei gebärenden Frauen dahin, daß er seine Anwendung außerordentlich eingeschränkt wissen will, weil er bei Wegfall der Geburtsschmerzen eine zunehmende Verweichlichung der Frauen und eine Abnahme des Muttergefühles für das nicht unter Leiden geborene Kind befürchtet. Häberlin hat bereits Widerspruch erfahren. Von dem psychologischen Standpunkte aus, welchen Häberlin vertritt, kann ich ihm durchaus nicht in jeder Beziehung unrecht geben.

Allein ich muß ihm doch den Ausspruch Sauerbruchs und unsere allgemein ärztlichen wie neurologischen Erfahrungen entgegenhalten.

Die letzten Jahre haben gegeben, die folgenden werden genügende Gelegenheit geben zu körperlichen und seelischen Leiden, zu Entbehrungen, zur Abhärtung.

Uns Ärzten ist die Pflicht auferlegt, mehr als je vorbeugend tätig zu sein, um die Volkskraft zu erhalten, zu mehren, zu bewahren auch vor seelischen Schädlichkeiten, wenn wir hierzu die Mittel besitzen.

Ein solches, unbedenklich in jeder Beziehung, haben wir in der hypnotischen Vorbehandlung, in der Anwendung der Hypnose bei der, gegebenenfalls nach erfolgter Operation.

Die Frage, wie wir uns zu der Hypno-Narkose stellen, ist zunächst die: Wie soll und muß sich der Chirurg, der Sauerbruchs Beispiel (welchem ich einen älteren Vorgänger, bei dem ich hörte, gesellen möchte, das ist Billroth) folgen will, zur Psychotherapie stellen?

Die Beurteilung der Hypno-Narkose ist aber des weiteren abhängig nicht so sehr von der besonderen Auffassung des Chirurgen und Gynäkologen, des Internisten und Neurologen als von der allgemein ärztlichen Stellungnahme — — zu dem Seelenleben unserer Kranken.

Nur wer dieses nicht zu ergründen vermag, nicht zu ergründen sich bemüht, wird die erwähnten Zustände der Operations- und Narkoseangst unterschätzen.

Meine Überzeugung, daß der Chloroformtod nicht nur dem Chloroform sondern auch dem Shock zuzuschreiben ist, wurde durch die rätselhaften Todesfälle im Anschlusse an die elektrische Behandlung psychogener »Kriegs-Neurosen« wesentlich bestärkt. Ihre pathologisch-anatomische Begründung als »Thymustod« hat, meiner Ansicht nach, die eines Shocktodes nicht widerlegt. Nun kann man, was die Operations- und Narkoseangst betrifft, der Anschauung huldigen, diese müßten ebenso ertragen werden, wie die Schmerzen vor und nach einer Operation. Dies ist der heroische Standpunkt — — des Unbeteiligten. Einer unserer bekanntesten Chirurgen verweigerte bei sich einen kleinen Eingriff — — bis die Gefahr einer Allgemeinvergiftung drohte.

Der Mensch soll Schmerzen ertragen können, wenn es kein unschädliches Mittel gibt, sie zu bekämpfen.

Allein so wie wir körperliche Prophylaxe treiben, wie wir der Entstehung von Seuchen vorbeugen, und bei Menschen nicht durch Einimpfung lebender Bakterien Immunität zu erzielen versuchen, so erscheint mir als eine der bedeutungsvollsten Aufgaben die Schonung der nervösen und seelischen Kräfte, eine psychische Prophylaxe wie sie uns die Beachtung der medizinisch-psychologischen Errungenschaften zu lehren vermag.

ANHANG.

Die Stellung der medizinischen Psychologie (der Psychotherapie) in der Medizin.

Die aus der Geschichte, und dem in jeder Beziehung unorganischen Entwicklungsgange der Hypnose herrührenden, ihre allgemeine Anwendung störenden Hemmungen sind im allgemeinen Teile dieser Arbeit dargestellt worden. Das bemerkenswerteste Hindernis aber liegt heutigen Tages darin, daß die Psychotherapie weder Lehr- noch Prüfungsgegenstand ist.

Ohne den Weg des Vergleiches, der Wertabschätzung betreten oder eine Gegenüberstellung vornehmen zu wollen, drängt sich die Erinnerung auf an Semmelweis, Zeppelin, (welchen ein Psychiater als »Typus des Erfinderwahnsinns« bezeichnete); an den Kampf, welcher um Hydrotherapie, Luft- und Sonnenbäder geführt wurde; werden wir gemahnt an den Streit über den Wert der Impfung oder des Salvarsans, der am erbittertsten von solchen Personen geleitet wird, denen oftmals eigene Erfahrung mangelt.

Wenn sich die Schulmedizin gegenüber neuen Behandlungsarten abwartend und kritisch verhält, so ist dies ihre Pflicht. Sie darf den von ihr zu bildenden Studierenden nur gesichertes, wohlerprobtes Wissen übermitteln.

Kritisches Wägen und Abwarten verlangt aber rechtzeitiges Überprüfen neuer Vorschläge, auch wenn diese nicht von ordentlicher und berufener, sondern von außerordentlicher Stelle, ja sogar, wenn sie von Laien kommen (Priessnitz!).

Hierin haben manche wissenschaftliche Führer versagt, und auf diese Weise das Kurpfuschertum unbewußt, aber dennoch schuldhaft gefördert.

Die Psychologie der Kurpfuscher ist bis zu einem gewissen Grade gleichgerichtet der Psychologie der großen Masse, zu welcher auch, zu welcher gerade die Kranken gehören. Manche Heroen des Kurpfuschertums sind pseudomedizinische Demagogen, wie viele Volksführer politische Demagogen sind. Beide gewinnen Erfolg und Einfluß durch ihre Kunst der Menschenbehandlung. Es ist unerfindlich, warum Vertreter eines der ersten Berufsstände

(was Vorbildung und allgemeine Kenntnisse betrifft), warum ein
großer Teil der Ärzteschaft über jene Tatsachen klagt, oder zur
Tagesordnung übergeht, anstatt nachzudenken, wie die Kräfte
von Lourdes zu erklären, wie diese in wissenschaftlicher
Weise zum Nutzen der Kranken verwertet werden könnten.
Die erwähnten Tatsachen sind bisher weder durch Nichtachtung,
noch durch den Hinweis auf die Dummheit der Massen, (welche
durch eine abstoßende, für jeden Arzt selbstverständlich unmögliche
Anpreisung in Tageszeitungen und Dankschreiben angelockt werden),
noch dadurch aus der Welt geschafft worden, daß hie und da ein
Kurpfuscher bestraft, und der immer wieder umsonst erhobene Ruf
erschallte, die Ausübung der Heilkunde dürfe nicht als Gewerbe
betrachtet, wenn aber, dann müsse sie entsprechend geschützt werden.

Mehr als alle Gesetze wirken Ideen, und von ihnen
befruchtet, Belehrung und Aufklärung. Hierin voranzu-
gehen wäre Sache der Ärzte. Die Befassung mit medizinischen
Fragen seitens der Laien wird immer stattfinden. Dem Menschen
ist eben sein Körper der wichtigste Gegenstand, über dessen Arbeit
und Verrichtung er gut Bescheid zu wissen glaubt. Wenn eine
Maschine versagt, wird der verständige Fabrikherr den sachkundigen
Ingenieur zu einer Untersuchung heranziehen. Einem Motor, welcher
als Kraftquelle Petroleum verlangt, wird er nicht Spiritus zuführen.
Derselbe verständige Mann ist aber wohl imstande, wenn er an
Darmbeschwerden leidet, die Pillen eines Freundes zu versuchen,
weil diese Kopfschmerzen beseitigt haben. Mit dieser Geistes-
richtung ist zu rechnen. Sagen wir uns: Lerne führen, ohne zu
klagen — dann werden wir erkennen, welche Wege einzuschlagen
sind, um den laienhaften Anschauungen gerecht zu werden, ohne
daß wir uns ihnen, wenn sie falsch sind, fügen dürfen; wie wir es
zu machen haben, um durch unser Handeln die Ehrfurcht vor
Können und Wissen zu gewinnen.

Unpsychologisch aber ist es, zu verlangen oder als selbstverständlich zu erwarten, daß diese Ehrfurcht von vornherein dem
»Doktor« oder »Professor« entgegengebracht werde.

Kein Stand ist berufener, den lebendigsten Zusammenhang mit dem Volke im weitesten Sinne des Wortes
herzustellen, in sozialer Beziehung ausgleichend und
versöhnend, in hygienischer belehrend, in humanitärer
befruchtend zu wirken, als der ärztliche.

Kein Stand, außer dem priesterlichen und richterlichen, kennt
den Menschen in seinen Schwächen und Irrungen so genau wie

der ärztliche. Den lebendigen Zusammenhang zwischen Kranken und medizinischem Berater pflegten und hielten hoch die »alten Hausärzte«, welche leider immer seltener geworden sind. Die akademisch-medizinischen Kreise haben diese Fühlung nicht immer. Sie haben sie oftmals nicht einmal mit ihren Kollegen der »allgemeinen Praxis«. Ich glaube nicht zu irren, wenn ich e i n e n Grund der sozialen (und politischen) Bedrängnis unseres Standes in seinem erst spät aufgetretenen und auch heute noch nicht fest genug gefügten Gemeinschaftsgefühl erblicken zu sollen glaube.

Gewiß — es bietet keinen erhebenden Anblick, es hört sich nicht gut an, die Ärzte organisiert zu sehen, von Ärztestreik und Kampf gegen ärztliche Streikbrecher, gegen die Krankenkassen zu vernehmen. Haben aber die Ärzte diesen Kampf gesucht oder begonnen? Und es ist ebenso leicht — wie subjektiv angenehm, sich von jeder Organisation abzusperren, »Lohnkämpfe« zu mißbilligen, welche zu dem auf »hoher ethischer Warte« stehenden Beruf schlecht passen — für den, dessen Warte auf festem Boden ruht, dem seine oder seiner Familie Einkünfte die Sorgen des Alltags ferne halten. Es ist leicht, aber psychologisch falsch. Denn mit dem Herabsinken eines (und zwar des größeren) Teils eines Standes sinkt allmählich der ganze.

Diese hier gestreifte Frage hat nur scheinbar mit der Psychotherapie nichts zu tun. Letztere setzt Psychologie voraus. Und diese verlangt Kenntnis der und Eindringen in die sozialen Fragen der Gegenwart. Wem die Lebensnöte der eigenen Standesgenossen — ich will sicherlich auch nicht andeutungsweise sagen gleichgültig — aber fremd bleiben, wem sie nicht Gegenstand eingehendster Überlegungen und hieraus entspringender Mithilfe (nicht materieller, sondern moralischer) sind, der kann auch schwerlich geeignet sein, die Sorgen anderer Berufszweige zu erkennen, von denen ihn jeweils verschiedener Bildungsgang und anderes trennen. D i e s e S o r g e n a b e r b i l d e n e i n e H a u p t q u e l l e s e e l i s c h e r B e u n r u h i g u n g; diese Sorgen ringen um Verständnis; diese Sorgen machen krank, u n d k ö n n e n g e h e i l t, gelindert, oder durch Mitempfinden wenigstens e r l e i c h t e r t w e r d e n n u r d u r c h d e n S e e l e n a r z t.

Es war aber ein Psychiater, der von der Hoffnungslosigkeit der Psychiatrie (oder Psychologie) sprach, was gleichbedeutend ist, wenn er die Therapie gemeint hat.

K e i n e W i s s e n s c h a f t i s t h o f f n u n g s l o s. S i n d e s i h r e Vertreter, dann ist es um Fortschritt und Erfolg schlecht bestellt.

Pessimismus hat als Weltanschauung vielleicht Berechtigung wie jede andere. Zum Schrittmacher taugt sie nicht.

Bei dieser Gedankeneinstellung, welche nicht die eines einzelnen blieb, der den schönen Mut seiner Überzeugung besaß, zu welcher er zweifellos erst nach schweren Kämpfen und Enttäuschungen gelangte, kann es nicht wundernehmen, daß erst heute (da neben den vielen, allzuvielen Neuerungen und Änderungen, welche jeder Urheber als Besserung ansieht, auch Hochschulreformen gefordert werden), die Erkenntnis dämmert, daß der Arzt — auch Psychologe sein, beziehungsweise den Lehrfächern der Medizin auch Psychologie angegliedert werden müßte.

Wenn nun diesem Verlangen Raum gegeben: Das Studium der Psychologie für den Mediziner dann aber nur darin bestehen wird, daß er die Vorlesungen von dem Vertreter einer rein psychologischen Forschungsrichtung (welche ist approbiert?) besucht, von medizinischer Psychologie, von Psychotherapie aber nichts erfährt; diese Einführung vielmehr wie bisher gelegentlich und nebenher geschieht, so kann mit Sicherheit vorhergesagt werden, daß der Studierende um wertvolles theoretisches Wissen, im übrigen aber in praktischer Beziehung um nichts bereichert, nicht anders bereichert — als früher — die Hochschule verläßt.

Wenn derartige kritische Urteile gefällt werden, so gebietet die Objektivität und die Pflicht der Dankbarkeit hinzuzufügen, daß jene nicht allgemeine Geltung beanspruchen.

Ich selbst habe als Student und junger Arzt das Glück gehabt, von meinen Lehrern und einzelnen älteren Kollegen lernen zu können, wie kranke Menschen seelisch behandelt werden müssen. Einer von ihnen, von dem die Kranken sagten, mit seinem Eintritt in ihr Zimmer gehe die Sonne auf, war nicht Neurologe, nicht Psychiater, sondern Internist. Ob er jemals Psychologie als theoretische Wissenschaft studierte, weiß ich nicht.

Es gab und gibt Ärzte, welche ohne eine Zeile über seelische Behandlung gelesen zu haben, aus ihrem Innersten, intuitiv schöpferisch, psychoindividuell erkennen und behandeln. Das sind die geborenen Heilkünstler.

Es gibt andererseits überragende, die Wissenschaft vortreibende Forscher, welche die Ergebnisse ihrer klinischen Arbeit in bedeutenden Werken niederlegen, dem jungen Arzte aber für die seelische Behandlung keine Wege weisen. Nicht als ob sie diese nicht kennten. Aber: Ihre Kenntnisse erscheinen ihnen teils — selbstverständlich.

Auf langjährigen Erfahrungen fußend, alte, vielbewanderte Menschenkenner, denken sie nicht mehr an ihre Jugend, an ihre Fehlgriffe,
und setzen auf diese Weise zu viel voraus. Teils auch liegt es so,
daß sie besser zu schreiben, als zu sprechen, zu lehren verstehen.
Endlich läßt die vielseitige theoretisch-wissenschaftliche und kon-
sultative Betätigung den meisten Hochschulprofessoren nicht die
Zeit, welche zur Heranbildung einer psychologisch gerichteten Stu-
dentenschaft unbedingt notwendig ist. (Siehe H e l l p a c h, Die
medizinischen Fakultäten und die Neugestaltung des medizinischen
Studiums. Ärztliche Mitteilungen Nr. 20, 1920).

Es ist d a r u m sehr viel Zeit notwendig, weil in Beziehung auf
psychologisches Einfühlungsvermögen bei der Mehrzahl aller Menschen nichts, aber auch gar nichts vorausgesetzt werden darf.

Das T a y l o r-System will bei möglichster Sparung und zweck-
mäßigster Anwendung der körperlichen Kräfte die höchsten Leistungen
erzielen.

Ein s e e l i s c h e s Ta y l o r-System, welches den Menschen zeigen
würde, wie sie durch Vermeidung von Gemütsbewegungen (Krän-
kungen, Zurücksetzungen usw.) ihre und fremde seelische Kräfte
zweckmäßig anwenden, schonen und die auf solche Weise ersparten
seelischen Energien mit stärkerer und harmonischerer Wirkung zur
Entfaltung bringen können, wäre ein Segen für die Gesamtheit.

J e d e n f a l l s w ü r d e s i e z u f r i e d e n e r, g l ü c k l i c h e r u n d
n e r v e n g e s ü n d e r s e i n.

Was nimmt der Student beim Verlassen der Hochschule in
dieser Beziehung mit? Was vor allem der junge Arzt, der angehende
Neurologe? Macht gründliches Wissen, die Beherrschung der Unter-
suchungsmethoden, das Vermögen, bei nicht zu schwierigen Fällen
den richtigen Befund zu erheben, und die künftige Entwicklung
vorauszusagen, schon den guten Arzt aus? Ganz gewiß nicht —
wenngleich der Besitz dieser Eigenschaften das zunächst Unerläßliche
ist, um überhaupt ohne Schaden für die Umgebung tätig zu sein.

Der gute Arzt muß »nebenbei« auch psychologisch geschult
sein. In erster Linie muß er Selbsterkenntnis und Selbstkritik besitzen. Dies aber setzt die Fähigkeit psychologischer Beobachtung
bereits voraus. Ohne Selbst- gibt es keine Fremdbeobachtung.
W e r a n d e r e b e h e r r s c h e n (d. h. in psychologischem Sinne
führen, leiten, erziehen, behandeln) w i l l, m u ß v o r a l l e m s i c h
s e l b s t b e h e r r s c h e n k ö n n e n.

Vermögen wir unsere Stimmungen und Verstimmungen, unsere
Affekte im allgemeinen Sinne des Wortes zu zergliedern, mit ihnen

fertig zu werden, und durch Überwindung der Schwierigkeiten des Lebens mit Hilfe des Willens zum seelischen Gleichmut, zur kraftvollen Lebensbejahung, zur Euthanasie emporzusteigen, dann — aber nur dann sind wir in der Lage, dem Kranken zu zeigen, wie er es (uns gleich) zu machen hat.

Die banale Weisheit: Mens sana in corpore sano wird ewig unser ärztlicher Wahr- und Wahlspruch bleiben, auch wenn er nicht von Cicero, sondern von Juvenal stammt, der ihm einen (anderen) Sinn unterlegte, welcher beweist, daß er einer der größten Lebensphilosophen war. Die fließenden Übergänge von körperlichen in seelische Erscheinungen, der unlösbare Zusammenhang beider, ihre gegenseitige Beeinflussung — all dies sind allgemein bekannte und anerkannte Tatsachen.

Werden sie aber immer bedacht, berücksichtigt, entsprechend eingeschätzt?

Denken wir Ärzte stets daran (um ein Beispiel aus dem Alltag zu nehmen), wieviel ein Kranker von der ersten Konsultation erwartet? Mit welchen Gefühlen er im Nebenzimmer sitzt, während die Besprechung — zuweilen nicht nur des Falles wegen — lange währt. Wie fein sein Gehör für Unstimmigkeiten zwischen den ärztlichen Beratern ist? Mit welcher Spannung und Aufmerksamkeit er unsere Mienen während der Untersuchung beobachtet, welche Bedeutung für ihn ein lateinischer Ausdruck gewinnen kann, auch wenn er ihn nicht versteht, ja gerade dann, wenn er ihn nicht versteht?

Ich würde Bedenken tragen, diese Selbstverständlichkeiten niederzuschreiben, wenn ich nicht bei zahllosen Gelegenheiten ihre Nichtachtung beobachtet hätte.

Ihre Nichtachtung und eine verblüffende Unkenntnis über das Wesen und die Bedeutung der Suggestion.

Meine Behauptung will ich durch einige Beispiele belegen.

1. Kr. 47 Jahre. Während einer Depression (Angstanfall) unternahm der Kranke einen ernsthaften Selbstmordversuch, indem er mehrere tiefe Schnitte in das linke Handgelenk machte. Die seelische Störung wurde von dem zuerst zugezogenen Arzte insofern nicht richtig aufgefaßt, als ihn das starke, teils psychogene, teils willkürliche Zittern die Diagnose Paralysis agitans (mit Chvostekschen Zeichen) stellen ließ.

Die schwere Wunde heilte; zurück blieben (trotz guter Sehnennaht) Kontrakturen solchen Grades, daß die eingeschlagenen Finger in der Hohlhand Schwielen erzeugten.

Eine außerordentlich mühselige, aktive und wachsuggestive (später hypnotische) Behandlung bewirkte Besserung, welche, nachdem der Kranke die ersten deutlichen Erfolge sah, rasche Fortschritte machte.

Es war mit Sicherheit vorauszusagen, daß die Hand wieder gebrauchsfähig werden würde. Der sehr hypochondrische und verwöhnte Kranke wünschte die Zuziehung »einer chirurgischen Autorität, damit nichts versäumt werde«. Dies geschah. Bevor die Untersuchung stattfand, wies ich den Kollegen auf die besonders starke Suggestibilität des Kranken hin und ersuchte, falls er wider Erwarten zu einer anderen Auffassung käme, mit seinen Äußerungen sehr vorsichtig zu sein.

Nach der Untersuchung erklärte er: Ich schließe mich der in der Klinik gestellten Diagnose an, und bin mit der bisherigen Behandlung einverstanden. Diese soll weitergeführt werden. Wenn nach sechs Wochen keine weitere deutliche Besserung eingetreten ist, käme sekundäre Nervennaht in Frage. (!)

Mit dem letzten Satze war der Erfolg der bisherigen Behandlung beinahe sofort aufgehoben. Die Kontraktur zeigte sich fast in der früheren Stärke. Der Kollege hatte wahrscheinlich an die psychogene Natur des Leidens nicht geglaubt; seinen »milden« Zweifel erkannte der Kranke sofort. Noch merkwürdiger aber war, daß der Nerzenarzt, welcher den Kranken als erster beobachtet hatte, auch nach drei Monaten bei der Diagnose »Paralysis agitans« beharrte.

Vier Wochen nach jener Konsultation war der Gang regelrecht, die Bewegungsfähigkeit der linken Hand weitgehend gebessert.

2. 52jähriges Fräulein. Wiederholte Darmbeschwerden und Rückenschmerzen wurden diagnostiziert:

    a) als Typhus,

    b) als Magengeschwür,

    c) als Wirbelentzündung.

Im 28. Lebensjahre verordneten zwei Ärzte 8 wöchentliche Bettruhe. Einer derselben äußerte vermutungsweise (!) gegenüber der Kranken, es könnte infolge des Typhus (der angeblich nur 3 Tage gedauert hatte), eine Darmschlinge an der Wirbelsäule angewachsen sein. Seit dieser Zeit vermochte sie nicht mehr zu stehen. Allmählich hörte sie auch zu gehen auf. Es entwickelte sich eine Astasie und Abasie. 22 Jahre dauerte dieser Zustand, während dessen sie dauernd lag, vom Leben ausgeschaltet war. (Einen Kraftwagen z. B. nur dem Namen nach kannte. Wenig las, keine Arbeit verrichtete). Nach ³/₄jähriger psychischer Behandlung war sie vollkommen gehfähig, machte immer längere Spaziergänge, und nahm die frühere (künstlerisch-dilletierende) Beschäftigung, welche sie mehr als zwei Jahrzehnte unterbrochen hatte, wieder auf.

3. Ich behandelte einen eigenartigen Fall von Glossodynie psychogenen Ursprungs. Nachdem alle örtlichen Maßnahmen versagt hatten, begann ich mit hypnotischen.

Bei der Kranken wirkte allmählich die suggestive Behandlung. Einer meiner Assistenten verfaßte eine Arbeit über Hypnose, welche er dem Ehemanne der Kranken zu lesen gab. Dieser las sie unvorsichtigerweise seiner Frau vor. Als er zu einem Satze kam, der auf die »Bedenken gegen die Hypnose« Bezug hatte, stockte er und wollte die Vorlesung unter Ausflüchten unterbrechen. Nachdem die Kranke die Stelle selbst gelesen hatte, war jede weitere hypnotische Beeinflussung unmöglich geworden. Ich riet selbst, von weiteren Versuchen abzusehen.

4. Fin Fall aus der Kriegszeit (1917). Beschrieben: Zeitschrift für die gesamte Neurologie und Psychiatrie. Band 42, H. 1/2, S. 125 (Fall 422).

31jähriger Offizier. Im Felde begann eine Stuhlverstopfung größere Beschwerden zu machen. Der Bataillonsarzt meinte, es könne vielleicht (!) die Hirschsprungsche Krankheit vorliegen. Seit dieser Zeit zunehmende Krankheitsbefürchtungen, allgemeine nervöse Störungen, welche die Überführung in das Nervenlazarett notwendig machten. Nach der dritten Hypnose spontane Stuhlentleerung. Mit der Regelung der Darmtätigkeit hob sich bald das Allgemeinbefinden.

Der Hinweis auf solche Fälle, wie sie jeder Arzt kennt, genügt, ein Nachdenken über verkehrte Suggestionen und über die heilende Wirkung seelischer Behandlung anzuregen. Wenn es mit Hilfe dieser gelingt, Krankheitserscheinungen, welche 22 Jahre unbeeinflußbar blieben, zu beheben die (psychopathische, ererbte Konstitution habe ich natürlich nicht geheilt), so ist damit die Macht der Psychotherapie erwiesen.

Für erfahrene Neurologen bringen diese Krankengeschichten nichts Neues.

Den unseren Bestrebungen Fernerstehenden zeigen sie, was eine psychische, eine medizinisch-psychologische Behandlung zu leisten hat und leisten kann.

Diese aber muß gelehrt und gelernt werden — soweit sie, weil eine Kunst — erlernbar ist.

Zur Ausübung jeder Kunst gehören auch bei stärkster Begabung und emsigstem Fleiß theoretische Grundlagen, Beherrschung der Technik. Um ein Gleichnis zu wiederholen: Der gute Geiger wird auf einer schlechten Violine schöner spielen, als der Stümper auf einer Stradivari oder Amati.

Hierüber wird den Studierenden, trotzdem die Psychiatrie sich aus den Fesseln veralteter Betrachtungsweise dank großen Bahnbrechern, deren Epigonen noch heute in ungeschwächter Kraft die Lehrstühle unserer Hochschulen zieren oder allbekannten Heilanstalten vorstehen, zu wenig geboten, weil die Entwicklung des Lehrplans nicht Schritt hielt mit den psychopathologischen Erkenntnissen der Lehrer und Praktiker, welche auf viele wie Entdeckungen wirkten, die aber meist nur Nachahmung oder Neuentdeckung waren.

Darum konnte Specht (Erlangen) sagen: »Das Psychogene im weiteren und engeren Sinne nahm (aber) bald auch ärztliche Kreise gefangen, die bis dahin von der Seele kaum eine Ahnung zu haben schienen oder die Beschäftigung mit dem Seelischen als unwissenschaftliche Allotria abzutun gewohnt waren«. (!)

(Einige historische und ästhetische Nebengedanken über die Erfahrungen mit den psychogenen Kriegsstörungen. Münch. med. Wochenschr. 1919, Nr. 49, S. 1406).

Meine in einem Vortrage (1918 l. c.) gemachte Äußerung, »wenn dereinst eine Geschichte der Psychotherapie geschrieben werden wird, dürfte sie dem Skeptiker und Satyriker eine Quelle der Befriedigung bieten«, finden wir bei Specht noch schärfer mit den Worten gekennzeichnet: »Es wird einmal ein interessantes Kapitel der Medizin werden, wenn einer den Mut findet, diese Phase der Therapie (während des Krieges) mit überlegener und rückhaltloser Kritik zu beleuchten .... denn bekanntlich lernt man aus der Geschichte nur, daß man aus der Geschichte nichts lernt; das galt bisher ganz besonders für die Geschichte der Medizin«.

Von diesem »Bisher« gilt es, sich frei zu machen. Wer an das Studium der Neurologie und Psychiatrie herantritt, muß die Möglichkeit haben, die Grundlagen der psychischen Behandlung, ihre Entwicklung, ihre Wege und Abwege kennen zu lernen. Selbst die ärztlichen Fortbildungskurse behandelten »bisher« diese Frage mit Nichtbeachtung; meines Wissens wurde 1919 nur an einer Stelle auf meine Anregung hin der Vortragsreihe auch Psychotherapie eingefügt. (In Berlin.)

Es muß doch wohl an der Zeit sein, die Psychotherapie aus ihrer Dornröschen- und Mauerblümchen-

rolle zu erlösen, wenn von verschiedenen Seiten her die gleiche
Forderung erhohen wird; wenn ein sehr verdienter Forscher in
einem Werke, welches den bezeichnenden Titel »Diagnostische und
therapeutische Irrtümer und deren Verhütung« (L. W. Weber, III. Heft.
Neurosen. Verlag G. Thieme, Leipzig 1917, S. 42) lange vor der
heutigen »Reformbewegung«, vor Spechts und meiner Arbeit (ich
könnte noch viele andere anführen) geschrieben hat: »Gerade der
Praktiker versteht (unter der Psychotherapie) entweder eine wissenschaftliche nicht ganz voll zu nehmende, scharlatanhafte (!) Betätigung oder er hält sie für eine ganz besondere, seinem Wirkungskreis
völlig entrückte Methode und Technik«. »Und doch ist beides nicht
richtig, und diese falsche Auffassung rührt meist davon her, daß
auf der Hochschule dem angehenden Kliniker über diese eigentliche
ärztliche »Kunst« nicht viel gesagt wird, daß auch die den Praktikern
für gewöhnlich zugänglichen Handbücher nicht viel davon enthalten.«

Ich glaube, daß Weber den »Praktikern« einen nicht ganz be-
rechtigten Vorwurf macht; daß dieser gegenüber manchen Klinikern
mehr am Platze wäre. Allerdings kann der Einzelne nur aus seiner
Erfahrung schöpfen. Die meinige geht dahin, daß es gerade die
Praktiker sind, welche sich für unsere Art der seelischen Behandlung
interessieren, und ihre Anwendung erlernen wollen.

Es wird sich erweisen, ob z. B. die Hypno-Narkose von den
Klinikern oder den praktischen Ärzten oder vorläufig überhaupt
nicht beachtet und angewendet werden wird. Vollkommen zutreffend
aber ist die Kritik Webers, welche er über die Handbücher mit Bezug auf ihre Einstellung gegenüber der Psychotherapie fällt.

Das Lehrbuch eines älteren Autors (Psychiater) behandelt auf
3 Seiten die Hypnose und Suggestion. Die psychische Behandlung
nimmt 8 Seiten ein. Hier aber findet sich immerhin der wichtige
Satz in Form einer dringenden Mahnung, die Anwendung der
Psychotherapie auf das genaueste zu erlernen. Die neuesten um-
fangreichen Lehrbücher der Psychiatrie befassen sich auf einer,
bzw. auf 3—4 Seiten mit der Hypnose und der Psychotherapie.
Fast gewinnt man den Eindruck, daß Specht und Weber doch
nicht zu scharf urteilten; daß immer noch die Anschauung herrsche,
eine eingehendere Beschäftigung mit der Psychotherapie,
in erster Linie mit der Hypnose, sei nicht ganz würdig strenger,
sachlicher Wissenschaft. Selbst das hervorragende Buch Oppen-
heims begnügt sich damit, der Hypnose drei Seiten zu widmen.

Einem Forscher wie letzterem ist es allerdings möglich, auf
dem Raume von drei Seiten sehr viel zu sagen. Es kommt also

darauf an, was gesagt wird. Hiezu werden wir unten eine Bemerkung anfügen.

Die Anschauungs-, Betrachtungs- und Behandlungsweise der
Psychoneurosen hat sich mit der Entwicklung der Psychotherapie
gewandelt. Es besteht wohl Übereinstimmung darüber, daß diese
Störungen, welche das Leben des Kranken zwar nicht unmittelbar
gefährden (abgesehen von der immer wieder zu leicht genommenen
Möglichkeit des Selbstmordes!) aber Lebenskraft und Arbeitsfreude
sehr beeinträchtigen können, mehr verlangen, als Trostesworte, Verordnung von Zerstreuung, Reisen usw. — daß sie durch den wohl-
überlegtesten Kurplan, welcher Bäder, Medikamente, Massage, elektrische Behandlung vorsieht, der Heilung nicht zugeführt werden,
wenn ihn nicht die ursächliche Beeinflussung durch
Psycho- und Arbeitstherapie beherrscht und durch-
dringt.

Niemand auch dürfte, wenn er sich die Erforschung der
Ätiologie der Psychoneurosen angelegen sein ließ, bestreiten, daß
der psychologisch geschulte und urteilende Arzt die Prognose
anders beurteilt, als derjenige, für welchen die seelische Behandlung nicht die Seele der Behandlung ist.

Ersterer greift seine Kranken mit anderer Zuversicht und Freudigkeit an, (und pflanzt diese in die Seele des Hilfesuchenden) da er
weiß, daß es nicht so sehr unheilbare Fälle, als unge-
nügende Erfahrung und Unzweckmäßigkeit der Therapie
gibt.

Er zieht daraus, daß eine Psychoneurose nicht geheilt oder
gebessert wurde, noch nicht den Schluß, daß sie unheilbar an
sich ist.

Ich erinnere an jene überaus häufigen Krankheitsformen, welche
unter die Sammelnamen Neurasthenie, Hysterie, Hypochondrie fallen.
An die schweren nervösen oder psychogenen Schlafstörungen, bei
welchen die Erzeugnisse aller in Betracht kommenden chemischen
Fabriken durchversucht, und — wenn. überhaupt — zuletzt der
Nervenarzt befragt wird. Lang bestehende Zwangsvorstellungen
gelten vielen (u. a. auch Oppenheim) als wenig dankbar für
psychotherapeutische (auch hypnotische) Beeinflussung. Zweifellos
gibt es (auch bei nicht Geisteskranken) unheilbare Zwangsvorstellungen. Wenn wir bei diesen eine genaue Vorgeschichte erheben, werden wir fast immer feststellen: Daß die ersten krankhaften
Erscheinungen in früher Kindheit auftraten, nicht beachtet, oder
»ausgeredet«, kurz nicht oder nicht sachgemäß (psychologisch) be-

kämpft worden sind. Infolgedessen wurde das Bewußtsein immer mehr unter die Herrschaft der kranken Vorstellungsreihen gebeugt. An eine schlossen sich allmählich andere an, bis das gesunde Denken vom Zwangsdenken überwuchert wurde. Gleichwohl gelingt es, auch jahrzehntelang bestehende Störungen erfolgreich zu behandeln. Aber nur dann, wenn ihre Entstehung erforscht, ihr Wesen erkannt, und Zeit wie Mühe nicht gescheut wird, mit ihnen zu ringen; unermüdlich, ohne bei anfänglichem Mißerfolg zu verzagen. Von dem Gang einer derartigen Behandlung kann nur durch die Wiedergabe der ungekürzten Krankengeschichte ein Bild geboten werden, durch dessen Betrachtung jeder in die Lage versetzt wird, ein eigenes Urteil zu finden. Aus einer solchen wird hervorgehen, wie man mehrmals entschlossen ist, die Bemühungen einzustellen, weil man hoffnungslos wurde. Wie man von vorne beginnt, um nicht dem Kranken durch das Eingeständnis des Unvermögens die letzte Aussicht zu rauben. Und wie man zum Schluß siegreich bleibt.

Meine Auffassung ist keine optimistische. Sie stützt sich nicht auf Augenblickserfolge, sondern auf Katamnesen.

Ich werde die hieher gehörenden Fälle — die geheilten, gebesserten und ungeheilten darstellen, sowie ich hiezu die Möglichkeit finde. Vielleicht wartet der Zweifel so lange. Wenn mir aber dann der Nachweis geliefert wird, daß derartige schwere Fälle auch ohne Psychotherapie zu beeinflussen sind — dann will ich ihr gerne entsagen. Denn es gibt keine Behandlungsart, welche eine solche Menge von Kraft und Zeit aufbraucht, wie die seelische.

Medizinische Psychologie muß und wird dem medizinischen Lehrplan eingefügt werden.

Die bisherigen Entschließungen bezw. Beratungen der maß-gebenden Behörden sind dieser Forderung noch nicht in dem notwendigen Maße gerecht geworden.

Ein Land, welches den unmittelbaren Anschauungsunterricht nicht in so verderblichem Grade genoß, wie unser Deutschland hat uns bereits überflügelt.

In den Leitsätzen, welche die medizinische Fakultät der Universität Zürich aufstellte, heißt es:

5. Eine Vorlesung über medizinische Psychologie ist obligatorisch.

8. Die Geschichte der Medizin und die ärztliche Ethik sind im Unterricht mehr zu berücksichtigen wie bisher (ohne obligatorische Vorlesung).

Wir wollen in Kürze nachzuweisen versuchen, daß auch dieser Fortschritt auf halbem Wege stehen bleibt.

Der achte Leitsatz bringt in der Klammer (ohne obligatorische Vorlesung) eine Aufhebung des Nutzens, den der Vordersatz (über das Hören der Geschichte und Ethik) stiften will. Eine unverbindliche Vorlesung wird meist von denjenigen am wenigsten besucht werden, für die sie am wichtigsten wäre. Der Arzt soll Führer sein.

Der Techniker, Kritiker, Geschichtsschreiber, Heerführer, Staatsmann muß die Geschichte seines Faches kennen. Und der Natur-, der Menschenforscher brauchte sie nicht?

Der Arzt kommt in die Lage, die schwierigsten ethischen Fragen beurteilen und lösen zu müssen, im Verkehr mit den Kranken und deren Umgebung im engeren, mit der Öffentlichkeit im weitesten Sinne des Wortes; in seinem Verhältnis gegenüber den Kollegen, gegenüber Behörden (Berufsgeheimnis!) — aber eine Einführung in die ärztliche Ethik soll nicht unbedingt notwendig sein?

Kann es dann wundernehmen, wenn die bekannte Entgleisung eines Arztes immer wieder hervorgezerrt wird, der einem Kranken die Frage stellte: Welcher Esel hat Sie behandelt?

Ein Vergleich mit dem kollegialen Verhalten der Richter und Anwälte läßt erkennen, was wir meinen; läßt erkennen, wie notwendig eine Aufklärung über ethische Standespflichten ist, heute notwendiger als je; läßt erkennen, daß Ehrengerichte nicht erreichen können, was Schul- und Standeserziehung versäumt haben.

Der 5. Leitsatz: »Eine Vorlesung über medizinische Psychologie ist obligatorisch« erreicht keine volle Wirkung, wenn das Gehörte nicht zum Prüfungsgegenstand gemacht wird.

Gegen diese Forderung werden die gleichen Einwände erhoben werden, wie seinerzeit gegen die Einfügung der Psychiatrie. Die Erkenntnis, daß es widersinnig war, den Arzt für alle Zweige der Medizin, also auch für die Psychiatrie, zu »approbieren«, ihm damit die Erlaubnis (und Befähigung) zuzuerkennen, geistige Gesundheit oder Krankheit zu bescheinigen und zu bezeugen, ohne daß er durch eine Prüfung den Nachweis der hiezu notwendigen besonderen Kenntnisse erbracht hat, diese Erkenntnis kam auch sehr spät.

Wiederum kann es nicht wundernehmen, daß zu früherer Zeit in keiner Weise vorgebildete Ärzte die ungemein schwierigen Fragen von Zurechnungs- und Unzurechnungsfähigkeit (von deren Beantwortung Leben und Tod abhängen können); von Geistes-

krankheit und -schwäche beantworteten; daß sie auf Grund ein-
maliger Untersuchung einem chronischen Paranoiker geistige Gesundheit »attestierten«, der eine Stunde später dieses Attest einem
Abgeordneten oder Schriftleiter einer Zeitung als »Material« über-
reichte.

Die »widersprechenden« Gutachten, die Irrenhausprozesse waren
eine der Folgen dieser unbegreiflichen Unterschätzung eines der
wichtigsten medizinischen Fächer.

Die Einwände bezogen sich und werden sich heute
beziehen in erster Linie auf die Unmöglichkeit, den
Lehrplan noch stärker zu belasten.

Ich halte mich nicht für berufen, die Wertigkeit der einzelnen
Fächer gegeneinander abzuschätzen. Glaube aber, daß der Arzt
von der medizinischen Psychologie mehr wissen müßte, als von
Mineralogie und Botanik.

Werden diese Vorlesungen aber für unentbehrlich gehalten,
dann mag der Lehrplan, mag der Student mehr noch als bisher
belastet werden. Im Sinne und zum Zwecke einer Auslese
kann diese nicht stark genug sein.

Von dem angehenden Arzte muß — soweit dies durch eine
Prüfung möglich ist — der Nachweis verlangt werden, daß er
medizinisch-psychologisch denken, daß er zum mindesten die
Schwierigkeiten kennen gelernt hat, welche der ärztliche Beruf
in sich birgt; Schwierigkeiten, denen das Wissen allein nicht begegnen kann; welche nur mittelbar aber unlöslich mit der Behandlung kranker (besonders nervenkranker) Menschen verflochten sind;
welche Takt, Einfühlungsvermögen, Selbstbeherrschung, Menschen-
freundlichkeit und -kenntnis in erster Linie gebieterisch verlangen.
Es ist klar, daß all dies nicht in einer Vorlesung gelehrt werden
kann, daß langjährige Erfahrung und Eignung dazu gehören, um
durch die Lebensschule die Lehren der Hochschule zu erweitern
und zur praktischen Auswertung zu bringen.

Die Grundlagen, die Hinweise auf das, worauf
es überhaupt ankommt, müssen aber gegeben, gelehrt
werden.

In den Vorlesungen über Neurologie und Psychiatrie hört der
Studierende z. B. von Psychoneurosen. Und wie wichtig gerade
bei diesen Störungen die Vorgeschichte und eine genaue Zergliederung der Persönlichkeit ist. Die Krankenblätter, welche zur Besprechung oder in die Hand des Studierenden kommen, enthalten
(wenn sie gut angelegt sind) eine fertige Anamnese. Sie wird

durchgelesen, vielleicht auch eingehend geprüft. Aber auf diese Weise lernt der Unerfahrene nicht, w i e eine solche gewonnen wird.

Nun die Psychoanalyse im allgemeinsten Sinne! Sie kann während der klinischen Vorlesung schon darum nicht vorgeführt oder gelehrt werden, weil eine große Zahl von Kranken unter diesen Umständen überhaupt nicht zum Sprechen, zum Beichten zu bringen sein wird. Ganz abgesehen davon, daß die Zeit für eingehende seelische Zergliederung nicht zur Verfügung steht. Hier müssen zwecks Ergänzung (und Entlastung) der Klinik für Neurologie und Psychiatrie eingeschoben werden:

1. Die theoretische Vorlesung über medizinische Psychologie und Psychotherapie.

2. Die praktische Unterweisung im Seminar.

Wenn der bisherige Stoff (in erster Linie der des Physikums) nicht gekürzt wird, ergibt sich eine Mehrbelastung. Daß diese unter gleichzeitiger Erhöhung der Ansprüche bei den Prüfungen zu einer Erschwerung des medizinischen Studiums führt, ist einleuchtend und — wie bereits erwähnt — ebenso notwendig im Interesse der Allgemeinheit wie des ärztlichen Standes. Nicht zuletzt aber liegt sie auch im Interesse der Studierenden.

E i n e m e d i z i n i s c h - p s y c h o l o g i s c h e V o r b i l d u n g, welche dem angehenden Arzte tiefere Einblicke in das Seelenleben gewährt; ihm die Zusammenhänge von körperlichen und seelischen Einflüssen (an Beispielen!) zeigt; ihn unterrichtet über die Bedeutung von Erblichkeit, Veranlagung, Erziehung; ihm die immer unterschätzten Gemütsbewegungen — als eine der wichtigsten Ursachen psychogener (vielleicht auch organischer) Störungen nachweist (wiederum an geeigneten Beispielen) — e i n e d e r a r t i g e A n s c h a u u n g s l e h r e w i r d b e w i r k e n:

D a ß d e r M e d i z i n e r s e i n e n K r a n k e n s e e l i s c h g e r i c h t e t g e g e n ü b e r t r i t t, daß er jene Haltung gewinnt, welche ihn zu einem Bekenner der Wissenschaft macht, die B i l l r o t h (in oft mißverstandener Weise) eine aristokratische genannt hat.

D i e s e V o r b i l d u n g w i r d n i c h t n u r i m S i n n e d e r A u s l e s e w i r k e n. S o n d e r n w i s s e n s c h a f t l i c h u n d a l l g e m e i n m e n s c h l i c h b e l e b e n d u n d v e r t i e f e n d.

Denn sie führt unmittelbar in das Gebiet der Therapie hinein, die dem Kranken das Wichtigste ist und uns sein muß. Sie zeigt den Wert der seelischen Behandlung; s i e z e i g t d e n W e r t d e r ä r z t l i c h e n P e r s ö n l i c h k e i t, unabhängig von der P h a r m a k o p ö e. E n d l i c h w i r d s i e i m S i n n e d e r B e r u f s b e r a t u n g wirken. Viele Studenten werden im Verlaufe der Vorlesung über medizinische Psychologie und im Seminar erkennen, daß ihnen die Medizin als solche, oder das neurologisch-psychiatrische Sonderfach nicht liege. Daß ihnen die Eignung für Psychotherapie fehle. Diesen werden Mißerfolge, ihren Kranken Enttäuschungen erspart bleiben. Darum werden die Hörer der Medizin, denen billigerweise nicht zugemutet werden kann, eine Vermehrung des Lehr- und Prüfungsstoffes mit besonderer Freude zu begrüßen, sehr bald die Vorteile erkennen, welche sie aus der erhöhten Belastung ziehen. Die Kriegsjahre haben die Richtigkeit dieser Anschauung erwiesen. Ich sehe von den Auswüchsen ab, welche die Kriegsneurologie gezeitigt hat. Mit besonderer Freude aber erinnere ich mich der jungen Kollegen, welche sich dazu drängten, die Psychotherapie zu erlernen, und welche, wenn sie Eignung und Eifer besaßen, in kurzer Zeit Erfolge erzielten, welchen sie vorher (mit Recht) umso zweifelnder gegenüberstanden, als sie, frisch und als Arzt anerkannt von der Hochschule kommend, über diese Behandlungsart und ihre vielseitigen Möglichkeiten wenig oder nichts gehört hatten. Den Einwänden (soweit sich diese auf die Erweiterung des Lehrplanes beziehen) gegen die Einfügung der medizinischen Psychologie, der Psychotherapie in den Lehr- und Prüfungsplan brauchen wir somit wohl nicht mit weiteren Gründen zu begegnen.

Von größerer Bedeutung dagegen ist eine andere, in der Sache selbst liegende Schwierigkeit. Sie betrifft den — Lehrer. Von seiner Vorbildung, seiner Stellung zu den Lehren der Psychotherapie hängt der Erfolg ab, den er bei seinen Schülern erzielt. Er muß richtunggebend wirken.

Welche Richtung soll er geben?

Gibt es eine abgeschlossene, von allen Seiten anerkannte Wissenschaft der Psychotherapie?

Wir wollen vorweg diese Frage mit nein beantworten, und hinzufügen, daß es hierauf im wesentlichen nicht ankommt.

Das Wesentliche ist, dem Hörer die verschiedenen Möglichkeiten der seelischen Behandlung anzudeuten.

In der Pharmakologie werden ihm Dutzende von Mitteln angegeben, aus welchen er die Auswahl zu treffen hat, je nach Art des Falles. Wüßte er aber überhaupt nicht, daß es eine Digitalis, ein Opium, ein Chinin gibt, so könnte er auch nicht überlegen, bei welchen Krankheiten er dieses oder jenes anwenden soll und muß. In der inneren Medizin lernt er die Kunst der Beklopfung und Behorchung gewisser Körperwerkzeuge als Hilfsmittel zur Klärung des

Befundes. Also muß er in der Vorlesung über medizinische Psychologie erfahren, welche psychologischen Untersuchungsarten uns zur Verfügung stehen (Prüfung der Auffassung, des Gedächtnisses und der Merkfähigkeit; Umfang und Grenzen der Assoziationsversuche usw.). Dann muß ihm ein kurzer Abriß über die Entwicklung der Psychotherapie geboten werden.

Ein Hinweis auf die alten Kulturvölker und ihre großen Menschenkenner wird nicht nur sein allgemeines Wissen vertiefen, sondern ihn — zur Bescheidenheit und zum Nachdenken anregen. (»Wer sich der Leidenschaften entledigt, besiegt das Leid. Der Weg zu diesem Ziele heißt: Ethos.« Buddha.) Rasch wird das Mittelalter besprochen werden können, welches die Bedeutung der psychischen Massenepidemien und durch Suggestion erzeugten Verirrungen in klassischer Weise erkennen läßt. Eingehender werden dann die Seelenkenner der neueren Zeit zu besprechen sein (Philosophen, Psychologen, Dichter). Von ihnen vollzieht sich der fließende Übergang zu den Psychotherapeuten im engeren Sinne.

Mit letzteren sind wir bei den »Richtungen« bei den einander widersprechenden »Schul- und Lehrmeinungen« angelangt.

Namen wie Rosenbach (kausale Therapie durch Beeinflussung der Psyche), Dubois (Heilung durch Belehrung und Überredung), Levy, Brissand und Meige (Lehre von der psychomotorischen Disziplin) und andere; die Vertreter der Lehre von der Hypnose und Suggestion; die Anhänger der Psychoanalyse zeigen die verschiedenen Wege an, welche behufs seelischer Einwirkung auf den Kranken (und Gesunden!) eingeschlagen werden können.

Welcher ist der beste Weg?

Diese Frage ist wissenschaftlich falsch und praktisch unlösbar. Jeder kann zum Erfolge führen.

Somit muß der Studierende soviel von den verschiedenen Behandlungsarten erfahren, daß er imstande ist, die für den einzelnen Fall passende zu erkennen und anzuwenden.

Hieraus ergibt sich die unbedingte Forderung:

Der Dozent für Psychotherapie darf keiner Richtung angehören, vielmehr müssen alle Richtungen ihm angehören.

Einseitigkeit in der wissenschaftlichen Forschung ist stets bedenklich. Hier wäre sie verhängnisvoll. Wir glauben, durch unsere Ausführungen über die Beurteilung der Hypnose den entsprechenden Nachweis geliefert zu haben.

Der Schüler muß an allen Methoden irre werden, wenn er nicht zu objektiver Kritik angeregt wird.

Wenn die Lehre von der Psychotherapie, von der Suggestion, der Willenserziehung, der Aufklärung weit davon entfernt blieb, ein ärztliches Allgemeingut zu sein, so liegt die Schuld nicht nur daran, daß trotz Buddha und Seneca, trotz Kant und Wundt, trotz Rosenbach, Dubois, Bernheim, Forel usw. die unabänderlichen Zusammenhänge von Seele und Körper ungenügend beachtet wurden, sondern daß jede Methode Anspruch darauf erhob, die Methode zu sein.

Von solcher Einseitigkeit muß der Dozent frei sein. Sonst erzieht er blinde oder kurzsichtige Anhänger mit dogmatischen Vorurteilen.

Und der Praktiker, der von den Fachkollegen erwartet, daß ihm die Wege gezeigt werden, erfährt von dem Weg als dem einzig richtigen, der von anderer Seite als Abweg bekämpft wird.

(Oppenheim bezüglich der Hypnose: »Andererseits ist mit Recht darauf hingewiesen worden, daß die Hypnose schädlich wirken kann«. Weber: »In der Hand des Erfahrenen können schädliche Folgen nicht entstehen«.)

Oder betreffs der Psychoanalyse: Freuds Anhänger, päpstlicher als er, verwerfen jede andere Heilungsart als die ihrige.

Weber (dem ich sehr weit folge) sagt von dieser Theorie, sie enthalte tatsächliche Unrichtigkeiten und innere Widersprüche, ihre praktische Anwendung sei vielfach bedenklich; l. c. Seite 54.

Dubois verwirft die Hypnose und Suggestion, und erkennt nicht, daß er seine Erfolge in erster Linie seiner Persönlichkeit und der von ihr ausgehenden Suggestion verdankt.

Diese Widersprüche sind durchaus nicht nebensächlich; sie hemmen den Fortschritt.

Der Student muß sie kennen lernen; ihm muß das Wertvolle aus jeder der verschiedenen Lehren herausgeschält werden.

Aufgabe des Dozenten ist es, im Seminar, anläßlich der praktischen Übungen den Hörer darin zu unterweisen, wie man eine lückenlose, psychologische Untersuchung vor-, wie man eine Vorgeschichte aufnimmt;

wie man schon in dieser Zeitspanne durch Beobachtung des Kranken feststellt, ob das Leiden (ich denke nun in erster Linie an nervöse) dieser oder jener Behandlung (Aufklärung, Hypnose usw.) allein oder einer gemischten zu unterwerfen ist.

Der Hörer wird an den ihm zugewiesenen Fällen Studien

machen können, welche für seine ärztliche Tätigkeit (auch wenn er sich nicht der Neurologie oder Psychiatrie widmet) von kostbarstem Werte sein werden.

Er wird die Kunst der M e n s c h e n - (nicht nur der Kranken-) Behandlung lernen. So zum Beispiel: Wie die in der Krankheit oder in dem Individuum liegenden Hemmungen durch Ruhe und Geduld; durch Mischung von Nachgiebigkeit und Energie zu besiegen sind;

wie man auf den Kranken eingeht, ohne ihn unheilvoll zu verwöhnen. Ihm hilft, ohne seine Mithilfe auszuschalten. W i e m a n sich ihm hingibt, ohne sich ihm zu ergeben. Wie man bei weiblichen Kranken die Gefahr rechtzeitig erkennt, welche in dem Überspringen der Dankbarkeit von dem Arzt auf den Mann gelegen ist. Wie man den Kranken stützt — aber nicht so lange, daß er schließlich ohne den Arzt nicht mehr gehen und stehen kann.

Nur wer von diesen so wichtigen Fragen keine Ahnung hat, oder trotz ihrer Kenntnis ihre Bedeutung unterschätzt, wird den Nutzen gering achten, der in einem psychotherapeutischen Seminar gestiftet werden kann.

Aus den bisherigen Ausführungen könnte die Folgerung gezogen werden, daß die Durchführung des umrissenen Lehrplans einen bedeutenden Zeitaufwand verlangt.

In Wirklichkeit liegen aber die Verhältnisse ganz einfach. Ihre zweckmäßige Gestaltung ist eine Frage zweckmäßiger Organisation.

Die theoretische Ausbildung erfordert noch nicht 10 Stunden. In dieser Zeit muß der erfahrene Dozent in der Lage sein, seinen Hörern die allgemeinen Grundlagen der m e d i z i n i s c h e n Psychologie und eine Übersicht über die verschiedenen seelischen Behandlungsarten zu geben. Die praktische Unterweisung, auf welche das Hauptgewicht zu legen wäre, findet im Seminar statt. Eine überlegte Auswahl der Kranken, welche der Dozent für die in Betracht kommende Methode der Psychotherapie für geeignet hält, wird auch die Seminarübungen kurz gestalten lassen.

Ganz von selbst wird es dazu kommen, daß die Studenten, welche weniger oder mehr Neigung für Psychologie und Psychotherapie besitzen, das Seminar kürzere oder längere Zeit besuchen, nachdem sie sich das für die Prüfung erforderliche Wissen angeeignet haben.

Die Prüfung selbst würde sich darauf beschränken können, durch zwei bis drei theoretische Fragen festzustellen, ob der Prüf-

ling eine allgemeine Übersicht über den ihm gebotenen Stoff gewonnen hat.

Der Dozent wird im Verlaufe der Seminarübungen hierüber
soviel Klarheit gewonnen haben, daß die Prüfung selbst n i c h t
m e h r a l s e i n e »o f f i z i e l l e« B e s t ä t i g u n g des vorher gebildeten Urteils sein wird.

Die praktische Befähigung wird sich durch Vorführung eines
Falles nachweisen lassen, bei welchem der Prüfling zu zeigen hat,
ob er eine Vorgeschichte in psychologischer Art aufzunehmen und
zu entscheiden imstande ist, welche Art der seelischen Behandlung
er für zweckmäßig halten würde. Auf die Prüfung wäre weniger
Wert als auf den ihr vorhergegangenen Unterricht zu legen. Denn
mehr als für irgend einen Zweig der Medizin gilt für die Psychotherapie: Nur wenige sind auserkoren. Diese werden durch die
Einführung in die medizinische Psychologie, welche ihnen ungeahnte
Möglichkeiten, welche ihnen die schönste Seite der ärztlichen Kunst
aufdeckt, einen so starken Eindruck und solche Anregung erhalten,
daß die weitere Ausbildung auf diesem Gebiete ihrem Drange, ihrem
eigenen Streben nach Vervollkommnung überlassen bleiben kann.

Ohne Zweifel würden die Vorlesungen und das Seminar auch
für Juristen großen Wert haben.

Ich erwähne nur die Psychologie der Zeugenaussage, die
strafrechtliche Bedeutung der Hypnose und Suggestion.

Zwischen Psychologen und Psychopathologen werden sich die
gleichen engen und fruchttragenden Verbindungen entwickeln, wie
zwischen den Vertretern der Physiologie und Pathologie.

Die Erkenntnis, daß zur Behandlung des Kranken die eingehendste Vertrautheit mit den Tätigkeiten des g e s u n d e n Körpers
unerläßlich ist, hat sich längst über jeden Zweifel erhoben. Oder
richtiger gesagt: hierüber bestanden niemals Zweifel. D i e g l e i c h
b e d e u t s a m e F o r d e r u n g b e z ü g l i c h d e s r e g e l r e c h t e n u n d
r e g e l w i d r i g e n S e e l e n l e b e n s harrt, wenn nicht ihrer Anerkennung, so doch d e r a l l g e m e i n e n p r a k t i s c h e n A n w e n d u n g.

Ich versuche, da mir die Beschäftigung mit der Erscheinungs-
welt des gesunden und kranken Seelenlebens so lieb geworden ist,
so bedeutungsvoll erscheint, jene Überschätzung zu vermeiden, welche
leicht eine Folge des Erfolges (in therapeutischer) und eine solche
von Autosuggestionen und »Bewußtseinseinengung« (in wissen-
schaftlich-kritischer Beziehung) sein kann. E i n e r u h i g e, v o r-
u r t e i l s l o s e P r ü f u n g d e r l e t z t e n 10—12 J a h r e d e r d e u t-
s c h e n G e s c h i c h t e l e h r t, w e l c h e W i r k u n g e n d i e U n t e r-

schätzung der »psychologischen Imponderabilien« in nationaler und internationaler Hinsicht gezeitigt hat. Die Jetztzeit lehrt, daß wir aus dieser Geschichte wiederum nichts gelernt haben.

Die lautesten, nicht die lautersten, die wort- nicht die ideenreichsten Führer, die Instinkt- nicht die Vernunftsuggestionen beherrschen oftmals den Platz, den die Besten des Volkes, die wahrhaften Volksfreunde, die psychologisch Urteilenden nur mühsam verteidigen, dem viele überhaupt fernbleiben, weil ihnen das — robuste Gewissen, weil ihnen die Kraft der Schlagworte mangelt, weil sie keine Gefolgschaft finden, so lange sie predigen: Prüfe deine Seele und die deines Nächsten. Lerne dich, dein Volk, die Völker kennen mit all den Fehlern und Vorzügen, wie sie der Mensch, wie sie die Menschen nun einmal aufweisen.

Die Selbstprüfung fördert die Einsicht und Rücksicht.

Die Kunst der Selbstbehandlung lehrt die Behandlung der Umgebung.

Selbsterkenntnis bringt Fremderkenntnis.

Diese Früchte hängen nur am Baume der Psychologie.

Die deutschen Hochschulen waren stets eine der größten Zierden des deutschen Reiches.

Ihre Sache ist es, die ihnen vom Volke anvertrauten Geister zu lenken, daß sie geeignet werden, Apostel seelischer Heilslehren, Führer zu sein, welche nicht nur zeigen, wie wir körperlichen Leiden vorbeugen, wie wir die entstandenen bekämpfen, sondern wie wir Nerven und Geist abzuhärten, gesund zu erhalten haben, wie wir die Seele aufrichten und stählen, sie fähig machen, nicht — das Leben zu ertragen, vielmehr das Leben zu meistern.

BUCHTIPPS

Abrupte Klimaschwankungen seit 2000 Jahren

Lokale und kosmische Ursachen eines Klimawandels. Herausgeber: Sedlacek, Klaus-Dieter (Hrsg.). Innerhalb der letzten zwei Jahrtausende sind verschiedene abrupte Klimaschwankungen nachweisbar. Der fortwährende Wandel des Klimas verzeichnete allein fünf große Klimaepochen und zahlreiche ...

Anleitung zum Roman-Schreiben

Wie man anfängt, einen Plot entwickelt und eine gute Geschichte erzählt. Autor: Wilde, Oliver J. Sie wollen einen Roman schreiben? Das ist toll! Aber begnügen Sie sich nicht damit, nur einen Roman ...

Äquivalenz von Information und Energie

Die Grundbausteine der Welt – Neuausgabe – Autor: Sedlacek, Klaus-Dieter. „Es stellt sich letztendlich heraus, dass Information ein wesentlicher Grundbaustein der Welt ist", versicherte der durch sein Quantenteleportationsexperiment bekannte Prof. Zeilinger in ...

Besseres Gedächtnis

Wie man es stärkt, trainiert und einsetzt. Autor: Atkinson, Wilhelm Walker. Viele Menschen scheinen zu glauben, dass Erinnerungen einfach kommen und nicht gefördert werden können. Aber der Trugschluss einer solchen Vorstellung wird ...

Der erdgeschichtliche Klimawandel

Den wahren Ursachen von Klimaschwankungen auf der Spur. Autor: Wilhelm Bölsche , Klaus-Dieter Sedlacek (Hrsg.). Der Klimazustand während der letzten Jahrhunderttausende ist im Wesentlichen auf den Einfluss von Sonneneinstrahlung zurückzuführen, die ...

Der verborgene Mechanismus des Weltgeschehens

Der verborgene Mechanismus des Weltgeschehens Neue Erkenntnisse über die Gestalten biotechnischer Systeme der Welt Autoren: Sedlacek, Klaus-Dieter; Francé, Raoul H. Seit Jahrtausenden ist die Menschheit bestrebt, die Welt, in der sie lebt, erkennen ...

Die geheimnisvolle Kultur der alten Kelten

Von Druiden, Fürstensitzen und der Lebensart unserer frühgeschichtlichen Vorfahren. Autor: Grupp, Georg Die Kelten zeichneten sich aus durch hohes handwerkliches Können, Handelsbeziehungen bis in den Süden Europas und tollkühnem Mut, der den ...

Die Kultur der Azteken

Mit einem Anhang Große Landesausstellung Baden-Württemberg „Azteken" im Lindenmuseum. Autor: Prescott, William. „Von dem ganzen ausgedehnten Reich, das einst die Herrschaft Spaniens in der Neuen Welt anerkannte, ist kein Teil an Wichtigkeit ...

Die Lebenskraft

Wie Enzyme, Bewusstsein und quantenbiologische Effekte das Leben regulieren Autoren: Sedlacek, Klaus-Dieter; Wrobel, Norbert Der Begründer der Quantenmechanik und Nobelpreisträger Erwin Schrödinger beschäftigte sich unter anderem mit der Frage: „Was ist Leben?" ...

Die letzten Ursachen

Das Buch der Naturerkenntnis. Hrsg.: Sedlacek, Klaus-Dieter. Die klassischen physikalischen Theorien, zum Beispiel die klassische Mechanik oder die Elektrodynamik, haben eine klare Interpretation. Den Symbolen der Theorie wie Ort, Geschwindigkeit, Kraft beziehungsweise ...

Durchblick Chemie

Praktische Grundlagen und Einführung in die anorganische, organische und Biochemie Klaus-Dieter Sedlacek, Lassar Cohn, Walther Löb Wollen Sie in unserer modernen Welt mitreden? Dann brauchen Sie den Durchblick! Dazu gehören auch Grundkenntnisse ...

Einfach logisch denken!

Oder die Gesetze des Denkens. Autor: Atkinson, Wilhelm Walker In diesem Buch werden die Methoden und Prinzipien der korrekten Anwendung des Denkvermögens aufgezeigt, und zwar auf eine einfache und klare Weise, ohne ...

Einsteins Relativitätstheorie ganz ohne Mathematik

Spezielle und allgemeine Relativitätstheorie Paul Kirchberger , Klaus-Dieter Sedlacek (Hrsg.) Man wird nicht selten gefragt, ob man eine Schrift wisse, die in die Einsteinsche Theorie für Laien so einführen könne, dass ...

Epigenetik-Experimente

Neuvererbung oder Beweise für die Vererbung erworbener Eigenschaften? Autor: Kammerer, Paul Der Biologe Paul Kammerer wurde durch seine Aufsehen erregenden Experimente zur Epigenetik berühmt. In einer seiner Versuchsserien verwendete er zwei Arten ...

Freizeitvergnügen Sternenhimmel mit bloßem Auge

Wie man Sternbilder auffindet ohne Instrumente. Autor: Kirchberger, Paul. Der Anblick des gestirnten Himmels ist das Größte, das uns die Natur zu bieten vermag, und kein empfängliches Gemüt kann sich seinem Eindruck ...

Gestalt-Psychologie

Einführung in die neue Psychologie vom Begründer der Gestaltpsychologie Kurt Koffka , Klaus-Dieter Sedlacek (Hrsg.) Kurt Koffka hat als forschender Psychologe für dieses Buch zur Einführung in die Psychologie einen besonderen ...

Im dunkelsten Afrika

Die legendäre Emin-Pascha Expedition. Autor: Stanley, Henry M. Im Sudan, der ab 1821 unter die Herrschaft der osmanischen Vizekönige von Ägypten gekommen war, brach 1881 der Mahdiaufstand aus. Nach dem Abzug der ...

Jenseits der Erscheinungen

Erkennbarkeit und Realität der Quantennatur. Autor: Schlick, Moritz. Es ist kein Zweifel, dass echte Erkenntnis der transzendenten Welt sehr wohl möglich ist. Die Wendung, zu der die Physik der letzten Jahre bzw. Jahrzehnte ...

Klimaänderungen und Klimaschwankungen

Ursachen, historische Fakten und kosmische Einflüsse, sowie ein Anhang „Mittelalterliche Warmzeit" Eduard Brückner, Julius Hann , Klaus-Dieter Sedlacek (Hrsg.) Größere Klimaänderung und Klimaschwankungen können nicht ohne einen tiefgehenden Einfluss auf das ...

Kultur erleben mit dem Wohnmobil in Frankreich

Vierzig kulturelle Highlights, Park- und Übernachtungsplätze sowie Navigations-Koordinaten Klaus-Dieter Sedlacek (Hrsg.) Dieser Wohnmobilführer ist anders. Er hilft uns, Kulturerlebnisse zu einem Genuss werden zu lassen. Er enthält die Beschreibung von vierzig kulturellen ...

Leben in der Warmzeit der Erde

Aus den Urtagen vor dem heutigen Klimawandel Wilhelm Bölsche , Klaus-Dieter Sedlacek (Hrsg.) Der Weltklimarat schlägt Alarm. Die Lage spitzt sich zu: Die Erde erwärmt sich immer mehr. In diesem Buch geht ...

Leonardo da Vinci

Seine naturwissenschaftlichen Studien und genialen Erfindungen Hermann Grothe , Klaus-Dieter Sedlacek (Hrsg.) Leonardo da Vinci versuchte, ein Phänomen zu verstehen, indem er es genau beobachtete und bis ins kleinste Detail beschrieb ...

Liebesbeziehungen und deren Störungen

Lebensführung nach den Grundsätzen der Individualpsychologie. Autor: Alfred Adler , Klaus-Dieter Sedlacek (Hrsg.). Um einen Menschen ganz kennenzulernen, ist es notwendig, ihn auch in seinen Liebesbeziehungen zu verstehen ... Wir müssen ...

Massenpsychologie am Beispiel Jan Bockelsons

Geschichte eines Massenwahns mit einer Einführung von Sigmund Freud Friedrich Reck-Malleczewen , Klaus-Dieter Sedlacek (Hrsg.) Der Begriff Massenhysterie oder auch Massenwahn bezeichnet eine starke emotionale Erregung in großen Menschenmengen. Auch massenhaft ...

Meine erste Weltumseglung

Tagebuch einer epochalen Expedition James Cook , Klaus-Dieter Sedlacek (Hrsg.) James Cook unternahm seine erste Weltumseglung im Rahmen einer wissenschaftlichen Expedition, um den Durchgang des Planeten Venus vor der Sonnenscheibe – ...

Mit der Beagle um die Welt

Bericht meiner Forschungsreise zum Galapagos-Archipel Charles Darwin , Klaus-Dieter Sedlacek (Hrsg.) Auszug aus Darwins Reisebericht: Ich habe die Reise mit zu tief empfundenem Entzücken gemacht, als dass ich nicht jedem Naturforscher empfehlen ...

Peking – Paris im Automobil

Die legendäre 16.000 km – Rallye 1907. Autor: Barzini, Luigi. „Gibt es jemanden, der diesen Sommer eine Fahrt per Automobil von Peking nach Paris unternehmen wird?", fragte die Pariser Zeitung Le Matin ...

Psychologische Verkaufskunst

Denk- und Handlungsweisen, Vorgangsweise und Abschluss. Autor: Atkinson, Wilhelm Walker. In der Psychologie der Verkaufskunst gibt es zwei wichtige Elemente, nämlich (1) Die Psyche des Verkäufers; und (2) die Psyche des Käufers. Das zu verkaufende ...

The great god Pan / Der große Gott Pan – zweisprachig

Horror story English – German / Horror Geschichte Englisch – Deutsch. Autor: Machen, Arthur. The Great God Pan is a horror and fantasy novel by the Welsh writer Arthur Machen. Machen was ...

Treibhauseffekt und Klimawandel

Energiewende, ja bitte, aber nicht wegen CO_2. Von Sedlacek, Klaus-Dieter (Hrsg.) Dieses Buch dokumentiert zum Thema Klimawandel und CO_2 teils unbequeme wissenschaftliche Fakten bzw. Meldungen und die dazugehörigen Quellen. Sie sind eingeladen, ...

Unsterbliches Bewusstsein

Raumzeit-Phänomene, Beweise und Visionen – Taschenbuchausgabe Klaus-Dieter Sedlacek In diesem Buch geht es weder um Glauben noch um Esoterik, sondern um Beweise. Glaubwürdige, wissenschaftliche Beweise, die in eine Form gepackt sind, dass ...

Wege zur Physikalischen Erkenntnis

Meine wissenschaftliche Selbstbiographie, Reden und Vorträge Max Planck , Klaus-Dieter Sedlacek (Hrsg.) Diese erweiterte Neuauflage des Buchs „Wege zur physikalischen Erkenntnis" enthält neben der wissenschaftlichen Selbstbiographie folgende Vorträge: Die Einheit des physikalischen ...

Wie intelligent sind Pflanzen?

Sensationelle Einblicke in die geheime Seite des pflanzlichen Wesens Autoren: Wagner, Adolf; Sedlacek, Klaus-Dieter In diesem Buch behandeln die Autoren Fragen zum Thema Intelligenz und Bewusstsein bei Pflanzen und geben Antworten. Der ...

Wie man seinen Verstand benutzt

Und seine Willenskraft stärkt. Ein praktisches Handbuch der Psychologie. Autor: Atkinson, Wilhelm Walker. Der Mechanismus der psychischen Zustände – die geistige Maschinerie, mit deren Hilfe wir fühlen, denken und wollen – ...

Internet: https://leseproben.net